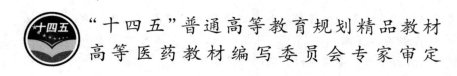"十四五"普通高等教育规划精品教材

高等医药教材编写委员会专家审定

言语康复治疗技术

顾晓超　王木生　卢健敏　主编

U0268949

天津出版传媒集团

天津科学技术出版社

内 容 提 要

　　言语治疗技术是康复医学的组成部分，是对多种语言障碍和交流障碍进行评定、诊断、治疗和研究的学科。本书系统介绍了康复医学中言语治疗技术，主要内容包括：失语症、语言发育迟缓、构音障碍、嗓音障碍、共鸣障碍、语畅障碍、听力障碍、吞咽障碍和辅助沟通系统等。

　　本书可作为高等职业院校康复治疗技术专业的教材，也可作为相关人员的参考用书。

图书在版编目（CIP）数据

　　言语康复治疗技术 / 顾晓超，王木生，卢健敏主编
. —天津：天津科学技术出版社，2021.8（2023.7重印）

　　ISBN 978-7-5576-9623-8

　　Ⅰ.①言…　Ⅱ.①顾…②王…③卢…　Ⅲ.①言语障
碍—治疗—高等职业教育—教材　Ⅳ.①R767.92

　　中国版本图书馆 CIP 数据核字（2021）第 160994 号

言语康复治疗技术
YANYU KANGFU ZHILIAO JISHU
责任编辑：王朝闻
责任印制：赵宇伦

出　　版	天津出版传媒集团
	天津科学技术出版社
地　　址	天津市西康路 35 号
邮　　编	300051
电　　话	（022）23332390
网　　址	www.tjkjcbs.com.cn
发　　行	新华书店经销
印　　刷	三河市恒彩印务有限公司

开本 889×1194　1/16　印张 8.5　字数 245 000
2023 年 7 月第 1 版第 2 次印刷
定价：48.00 元

前　言

　　"教育、科技、人才是全面建设社会主义现代化国家的基础性、战略性支撑"，而教材是育人育才的重要依托。本教材将"党的二十大精神"融入思政元素，着力培养担当民族复兴大任的高素质、技能型医药卫生人才。

　　言语治疗技术是康复医学的组成部分，是对各种语言障碍和交流障碍进行评定、诊断、治疗和研究的学科。它是康复医学中康复评定技术、运动治疗技术、作业治疗技术、言语治疗技术和疾病康复学五大核心课程之一，但又是其中最弱的课程。言语康复起步较晚，发展相对较慢。在我国，言语治疗技术还是一门新兴学科。20世纪80年代末，国外的一些语言治疗专家到中国讲学，同时国内的一些医学专业人员到国外学习语言治疗技术，从而将语言治疗的知识和技术引入国内。我国的语言治疗先行者们，将国外的语言康复医学理论与我国的语言特点和文化习惯相结合，制定了适合我国的各类语言障碍的评价方法，并采取国外的治疗技术和我国传统医学结合的方法，创造性地开启了我国语言障碍治疗和康复的探索之路。经过二十余年的摸索、实践，语言治疗逐步被国内医学界认可，也逐步为患者所接受，很多患者的语言障碍得到了及时的康复治疗并取得了较好的效果，患者的生活质量由此得以明显改善。近些年国内的康复中心和医院也通过各种形式培训了许多从事语言治疗的专业人员。但是，我国脑血管病和脑外伤的发病率很高，作为这些疾患的并发症的语言障碍患者明显增加，掌握言语治疗技术的基本理论、基本知识、基本技能的言语治疗专业人员在我国明显不足。

　　本教材正是为了满足高等学校康复治疗技术专业教学的需要编写而成的。教材注重理论实践的统一，前者包括各类语言障碍和交流障碍疾病的基础理论，后者包括与之相应的不同的语言治疗技术。

　　本教材是在各界人士的大力支持下完成的，在此对相关人士一并表示谢意。鉴于本书编撰时间匆促，不当之处在所难免，恳请各位同仁不吝赐教。

主　编

编委会

目 录

第一章 总 论

学习目标

1. 掌握：言语治疗、言语障碍的概念，言语治疗的原则、途径要求和注意事项。
2. 熟悉：言语发育过程，语言的产生、传导和处理过程，言语交流过程的神经机制。
3. 了解：言语和语言的区别。

第一节 引 论

一、言语治疗概念

言语治疗是康复医学重要组成部分。言语治疗是对各种言语—语言障碍及交流沟通障碍进行评定、治疗和研究的学科。随着康复医学在各国迅速发展，言语治疗日益受到医疗机构的重视，并因医学、心理学、教育学的发展而得到不断进步，形成了许多新的评定、治疗理论与技术。言语治疗已成为康复医学的重要治疗手段之一，并与耳鼻喉科、神经内科、神经外科、儿科等临床学科密切联系，成为维护人类健康的重要医学领域之一。

在我国，随着疾病谱的改变和医疗卫生水平的提高，加上脑血管意外、颅脑外伤等疾病的发病率和致残率不断上升，以及人口老龄化等因素，言语—语言障碍的患者不断增加，需要大量从事言语治疗的专业人员。为了提高或恢复言语—语言障碍患者交流能力，实现重返家庭和社会的康复目标，在康复治疗技术专业人才的培养过程中，开展言语、语言治疗的教学日显重要。

二、言语和语言

言语和语言，是言语治疗学习中需要澄清的两个概念。在日常交往中，人们常将这两个等同混用，但从语言病理学的角度看，两者具有不同的含义，只有分清了它们的概念，才能在言语治疗工作中做到有的放矢。

言语（Speech），即说话，是音声语言（口语）形成的机械过程，亦即神经、肌肉组织参与的构音器官的机械运动。言语障碍是指言语发音困难、嗓音产生困难、气流中断或言语韵律出现困难。代表性言语障碍为构音障碍，包括因脑卒中、脑外伤、脑瘫、帕金森病等所致的运动性构音障碍及因构音器官形态、结构异常所致的器质性构音障碍，如腭裂。单纯的言语障碍只涉及口语，其他模式如手势言语等是正常的。

语言（Language），是人类社会中约定俗成的进行思想交流的符号系统。它是表达思维和人际交流的工具，即以意愿的形式和转化为语言的符号为特征（语言的形式）；同时，也包括了由声音符号转化为内容的理解（语言的感知）。语言障碍是指口语、非口语交流的过程中符号的运用和接受出现障碍。代表性语言障碍为脑卒中、脑外伤所致的失语症和大脑功能发育不全所致的语言发育迟缓。语言障碍常涉及多种语言模式，影响语言在大脑的加工和产生，因此，其对人们的日常生活和工作影响很大。

言语和语言的区分主要是为了言语治疗师能够正确理解言语和语言障碍，并准确地制订康复治疗计划。为简化用词，本教材中用"言语"代表"语言"和"言语"。

三、言语障碍

言语障碍是指个体言语的产生、理解及应用等方面出现困难，是一种表现较为稳定的、在一定时期内持续存在的言语功能异常，包括失语症、构音障碍、儿童语言发育迟缓、嗓音障碍、共鸣障碍、语畅障碍、听力障碍等。

言语与一个人的语言能力及其性格、生活环境、文化背景和教育程度等都有着非常密切的联系。因此，在判定一个人是否为言语障碍时，需要综合考虑其文化背景、母语结构及生理年龄等因素。日常言语交流中出现的各种错误，不能简单地视为言语障碍，如儿童出现构音、用词、语法等错误，不能算是言语障碍。

第二节 言语基础

一、言语发育过程

正常婴儿出生后 3~4 个月发出的"哦、哦""啊、啊"，所谓咿呀学语声，有时能发出笑声，这是言语的萌芽，还不能说是真正的言语；6 个月左右可发出"爸""妈"唇音，但还不能理解"爸""妈"的含义；9 个月左右已对言语发生兴趣，模仿成人发音，唇、舌运动及发出的声音逐渐协调起来，开始懂得"再见"的含义。

真正对词的理解始于 1 岁左右，1~1.5 岁是言语迅速发育时期。能说出物品的名称，理解简单的词的含义，分辨成人说话语调，分得出语气的严厉和温柔。

对于言语发育，2~3 岁是关键时期。2 岁时能发所有单元音，能经常使用以"d""t""m""n""h"辅音为首的语音；3 岁时可使用以"b""p""g""k""x""j""q""r"辅音为首的语音。掌握的词汇开始迅速增加，不仅能重复大人讲的话，而且能理解话的意义，并会用简单的句子表达自己的思想，初步具备了使用言语的能力。如果儿童满 3 岁时如没有一定的口语表达能力，应及时寻找言语发育障碍的因素。儿童言语发育过程见表 1-1 所列。

表 1-1 儿童言语发育过程

年龄	发育状况
2 个月	可发出几个单元音（a，i，o 等），能与成人交流发音
4 个月	会出现笑，能咿呀作语；主动对人和玩具发出咕噜声
6 个月	喜欢对熟悉的人发音，开始出现唇辅音（da，ba 等）或双元音，会模仿砸舌音，对叫名字开始有反应
8 个月	能发出重复音节"mama""baba""dada"等
10 个月	能咿呀学语，对成人的要求有反应；会招手表示"再见"，或拍手表示欢迎
12 个月	能听懂几样物品的名称，有意识地叫"爸爸""妈妈"，会学动物的叫声（"汪汪"等）
15 个月	能说出大约 6 个词，会指认自己或亲人的鼻子、眼睛等身体部位，开始出现难懂的话（隐语）
18 个月	能说出 10~20 个词，用言语辅以手势、表情表达需要
21 个月	能说出 20~30 个词，会说"不要""我的"；能正确地说出几个书中图画的名称，能就 2~3 个字组合起来
2 岁	能说 3~4 个字组成的简单句，会用代词"我""你"

年龄	发育状况
2岁半	会说6~8个字的复合句，不再说出难懂的话，能说短的歌谣
3岁	会说姓名、性别，知道2~3种颜色的名称，能回答成人的简单问题
4岁	能说出较多的形容词和副词，喜欢向成人提问
5岁	会用一切词类，知道生日等特殊日子
6岁	说话流利，句法正确

二、言语产生机制

（一）言语的产生

言语的产生从语言中枢发出指令到正常言语的产生是由三个系统的共同作用实现的（图1-1）。

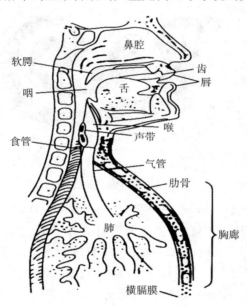

图1-1 正常言语产生的系统

1. 动力系统（呼吸系统）　肺和胸、腹部的肌肉以及非肌肉组织组成的呼吸系统。在发声时，先吸入空气，然后将声带内收和拉紧，并根据发出声音的需要，呼出气息，形成发声的动力。声音的强度取决于振动时声带的长度、张力、质量和位置。

2. 振动系统（发声系统）　由声带、喉的软骨和肌肉组成，共同参与构音运动。发声系统中的声带振动产生声能，使发声状态和无声状态的交替变换成为可能。发声时，喉内肌、喉外肌和呼吸肌需要协调运动。

（1）喉：位于食管和气管的分界处，通过舌骨上肌群、舌骨下肌群、咽肌的运动参与构音器官的运动和吞咽运动。

（2）声带：发声时声带内收，呈正中位，并保持适当的紧张和厚度，通过呼气产生震动，声门的开闭与震动周期一致，使呼气流呈断续状态，通过断续的气流形成声源，声音的高低由频率决定。

（3）喉肌：分喉内肌和喉外肌。喉内肌的作用是使声带处于紧张、关闭或开启状态；喉外肌运动引起舌骨向前上、后上和向下运动，以及下拉喉、上拉喉或（和）收缩咽壁运动。

3. 共鸣系统（构音系统）　由可动结构（包括下颌骨、舌、唇和软腭）与不动结构（包括上齿、硬腭和咽后壁）共同组成一组可变的共振腔，共同参与构音；说话时这些音调器官彼此协同运动，产生各种言语声。

（1）下颌骨：下颌骨通过下颌关节的运动产生张口、闭口动作的构音运动，其主动肌为咀嚼肌和舌骨肌。

（2）舌：舌通过舌外肌和舌内肌的运动产生舌体上下、前后移动和舌尖的上举，下降等构音运动。

（3）唇：唇通过颜面肌的运动产生双唇的开闭和突唇的构音运动。

（4）软腭：位于上腭的后1/3，通过腭帆提肌、腭舌肌和腭咽肌、腭帆张肌分别产生向上、向下和紧张性运动。

（二）声音的传导

声音传导要经外耳、中耳、内耳水平传导以及脑听觉中枢传导通路四个过程（图1-2）。

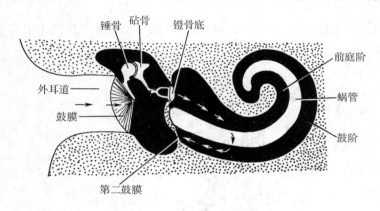

图1-2 声音传导的过程

1. 外耳　由耳郭和外耳道组成。外耳道的中段为鼓膜所封闭。耳郭和耳道的功能是收集声波并将其传至中耳，外耳的形状能使3000Hz为中心频率的广阔范围内声音放大达20dB。

2. 中耳　位于鼓膜后面，为含气的不规则小腔隙，主要位于颞骨岩部内，包括鼓室、鼓膜、乳突窦和乳突小房。进入耳道的空气声波撞击鼓膜使其运动，锤骨、砧骨、镫骨这3块听小骨把这种运动传至内耳。

3. 内耳　位于头颅颞骨内，主要由耳蜗和前庭组成。耳蜗是听感受器，将中耳传进来声音震动转换成生物电，通过听神经将信息传送于脑。

4. 听觉中枢　位于颞上回中部及颞横回。听神经传递的信息被耳蜗神经核的神经元接受并转换，由外侧丘系传递到脑干的下丘核团，经丘脑的内侧膝状体换元后投射到大脑皮质听区。听皮质包括一个按音调组织排列的初级区和几个周围区，这些区域均接受一个或多个内侧膝状体分区的输入。

（三）言语的处理过程

言语的处理过程相当复杂，是由大脑皮质完成的一系列言语器官或组织的协调运动的过程，它包括对语言的理解、内容的整合、信息的传递以及发声构音器官的协调运动等。言语处理功能与大脑的发育有关，随着年龄的变化而变化。各种先天性和后天性因素均会影响言语处理过程，如先天性大脑发育不全、脑梗死或脑外伤、言语发育完成之前发生听力障碍等。

三、言语功能的中枢神经定位

Broca和Wernicke认为每一种语言行为模式都可以被定位于特定的脑区，不同大脑部位的病变是产生不同言语障碍的基础。

现代功能影像技术的发展，已经探明了大脑皮层中一些与言语有关的区域，见表1-2所列。

表 1 – 2 与言语有关的大脑区域

大脑区域	定位	功能
初级运动皮质	中央前回 Brodmann 4 和 6 区	将从 Broca 区来的信息转变成运动活动，产生言语
Wernicke 区	颞上回后部 Brodmann 22 和 40 区	听联合皮质，分析从初级听觉来的输入信号，将这些信号与贮存在记忆库中的信息进行匹配，并翻译它们的意义。该区对复述和理解都很重要
Broca 区	左侧第三额回下部 Brodmann 44 和 45 区	将来自 Wernicke 区的信息处理成相应的言语运动程序，然后传到头面部运动，启动唇、舌、喉肌的运动而形成言语
弓状纤维	一束将 Wernicke 区和 Broca 区相连的白色纤维	将信息从 Wernicke 区传向 Broca 区
初级听觉皮质	颞上横回后部 Brodmann 41 和 42 区	接收和分析听觉信息
外侧裂周区交界区或分水岭区	环绕外侧裂周围的区域大脑前动脉与大脑中动脉分布交界区，或者大脑中动脉与大脑后动脉分布交界区	包括 Broca 区、弓状纤维和 Wernicke 区，此区受损可以引起经皮质性失语，其共同特点是复述不受损，因为 Wernicke 区仍然与 Broca 区保持联系
视觉联合皮质	位于初级视觉皮质前，枕叶和顶叶的 Brodmann 18 和 19 区	对初级视觉信号进行分析
角回和缘上回	构成顶叶的前下部，位于听觉、躯体感觉和视觉联合皮质的交界区 Brodmann 39 和 40 区	使三个区域的联合皮质相互联系。当给予视觉信号时，角回和缘上回能够扫描 Wernicke 区，且能够激发与视觉资料相匹配的听觉信息，同样，当给患者提供听觉信息的时候，角回和缘上回也可以扫描视觉联合皮质
胼胝体	连接两个半球的纤维	联系每一个的相同区域

四、言语交流过程的神经机制

(一) 言语产生的神经机制

言语产生的关键过程主要由优势半球额下回后部来完成。额下回后部相当于 Brodmann 分区的第 44、45 区，称为 Broca 区。Broca 区储存了发音必需的有关肌肉运动程序或顺序的记忆，包括控制舌头、口唇、下颌以及声带发音器官的肌肉运动程序必须有序、协调地传向初级运动皮质的口面部对应区，从而发放下行冲动，通过外周神经支配发音器官的协调运动，完成言语产生过程。Broca 区的损害会破坏这种快速有序、协调的发音运动，出现发音困难、发音错误（即语音性错语，如把"电灯"说成"电当"）等言语障碍。若脑损害仅导致患者出现口语障碍，而听理解、读写、智力等正常则称为纯词哑或称言语失用，即无法产生快速、有序、协调的发音运动导致的单纯性言语障碍。

Broca 失语还表现为语法功能受损或缺失。①表达方面的语法功能异常。Broca 失语患者能够说出的词汇大都是有意义的实词，如名词、动词、形容词（如茶杯、上学、高），却很难说出具有语法功能的介词、代词、冠词等虚词（如在、这、一些、比、大约）。例如，当问及"请介绍一下你的家庭成员时"，该类患者的回答可能是这样的："（我的）儿……（在）英国……（读）博……（目前）很好；（我的）丈夫……是（搞）医疗（工作的）……（在一所）医院。"其中括号里的词都是应该说但被患者忽略了。这种特征性异常言语表达现象被称为"电报式言语"。另外，在表达时会出现句法结构上的错误，如让患者描述一个男孩头被树枝碰伤的图片，患者可能会说成"男孩……碰伤……树枝"；②理解方面的语法功能异常，即利用语法信息来理解句子的能力受损。患者对简单的句法结构，如主谓宾结构理解较好，而对于含有功能词、被动语态、两者进行比较的或动作发出者和承受者可以调换的句子难以理解。如患者听到"一只狗被一只猫追"后，呈现给其两张图片，一张是"一只狗追一只猫"，另一张是"一只猫追一只狗"患者往往无法正确指出和听到句子相对应的图片。

（二）言语理解的神经机制

言语理解主要依赖于优势半球颞上回后部来完成。颞上回后部相当于 Brodmann 40 区以及部分邻近的 22 区，称为 Wernicke 区。Wenicke 区储存言语的声音序列的记忆，负责词汇语音的识别。Wernicke 区损伤或该区的传入通路（初级听觉皮质的听觉信息向 Wernicke 区传入的通路）的破坏会导致患者识别听觉词汇的障碍，即不能正确识别言语的内容和意义。其言语特点是：表达流利、不费力，语调正常，有功能词的使用，语法结构基本正常，但言语理解非常差；其流利的言语也是不正常的，因为说的几乎都是无意义的话，多由错语或新语（即自己造的词，如把"报纸"说成"杯七"，"铅笔"说成"磨小"）组成；严重时说的话就像杂乱语或语音的拼凑，如被问及"你叫什么名字?"，Wernicke 失语患者会回答"今天复几没四呀哦……"。Wenicke 失语患者的另一个特殊表现是，患者常常意识不到自己的言语是杂乱、无意义的，也意识不到听不明白别人的话。

如果损伤较局限，患者无法识别语音（故无法理解、复述听写）的同时不伴有其他听觉障碍或言语障碍，称为纯词聋。该类患者听力正常，而且可以识别非言语的声音。如动物叫声、汽车鸣笛、雷雨声等，但对于人类的言语声则无法识别，仿佛听到的是没有意义的声音串。尽管言语识别困难，纯词聋靠患者自发的表达是正常的，且可以理解非言语的语言信息，如可阅读唇语、手势，了解语调包含的情绪，读写能力（除听写）保留等。纯词聋患者经常要求通过文字进行交流，表明患者的语义系统本身没有问题，只是对言语语音的编码、翻译有问题。

优势半球颞、顶叶分水岭区受损，患者会出现经皮质感觉性失语。该类患者由于语音表征和语义区的连接破坏，患者听不懂别人的话，但语音识别正常（Wernicke 区保留）、复述正常（Wernicke 和 Broca 区连接没有受损），对复述的内容同样无法理解（语音－语义连接中断）。因此，患者的言语特点是：言语流畅，但所述言语没有意义的，类似 Wernicke 失语。经皮质感觉性失语患者会不自主地重复别人说的话，即有"学语"或模仿言语现象，例如，问及患者"你今年多大年龄了"，患者会不自主地说"你今年多大年龄了"；有时还有言的补完现象，如听到"白日依山尽"，可能会不自主地接着说"黄河入海流"，如听到说"1、2、3、4"，患者会说"5、6、7……"。这说明语音识别到语音输出通路是保留的，但语音表征无法通达语义。因此，经皮质感觉性失语可以看成没有复述障碍的 Wernicke 失语，而 Wernicke 失语可以看成是纯词聋和经皮质感觉性失语的组合（即词汇语音识别受损、语音向语义通达受损）。

（三）言语复述的神经机制

复述，即重复别人的话。正确的复述要求以下几个脑区的功能均正常：一是言语词汇识别的脑区，如 Wernicke 区（要听明白复述的内容）；二是言语产生的脑区，如 Broca 区（要能说出来）；三是这两个脑区之间的连接"桥梁"，如弓状束。Broca 失语和 Wernicke 失语分别损伤了言语产生和言语识别的脑区，故复述功能受损。言语产生和识别脑区之间的连接，即弓状束损伤同样可以导致复述障碍，即不Wernicke 区听到的信息传向前方 Broca 区直接说出来，出现传导性失语。该类患者言语较正确流利，也有比较好的理解能力，但复述功能显著受损。复述多个词要差于单个词，复述假词（如"就撒"）要差于真词。有时患者复述单词时会出现语义错误，即用语义相近或相关的词代替，如把"茶杯"复述为"喝水"。

经皮质运动性失语、经皮质感觉性失语及经皮质混合性失语均为分水岭区损伤，复述必需的 Broca 区、Wernicke 区、弓状束均未受损，故复述功能正常，被称为分水岭区失语。Broca 失语、Wernicke 失语和传导性失语是外侧裂（薛氏裂）周围区的损伤所致，三者也被称为外侧裂周性失语，均有复述障碍。

（四）词汇提取的神经机制

各种失语症均有不同程度的命名困难，这与词的提取障碍有关，即找词困难。有一种类型的失语以命名障碍为主，患者言语表达流利、内容有意义，理解正常，也没有复述障碍，这种失语是命名性失语。该类患者因找不到合适的词进行表达而常有停顿和迂回现象，如让患者命名"橘子"，患者想不出名字，会迂回地说"这个我知道，就是……可以吃的，酸甜的"。词提取困难除表现在命名物体之外，言语表达、书写等交流时均会出现。这种对词的遗忘在某些提示帮助下可以回想起来。

命名性失语与不同语言区损伤有关，尤其与左颞叶关系最密切。多发生在左后颞叶基底部或左颞中回损伤，估计与损伤阻断了感觉性语言区和负责学习记忆的海马区的连接有关。不同脑区的损伤对词遗忘的属性可能不同，例如，额叶 Broca 区周围损伤可引起动词的提取困难，而左颞叶损伤与名词的提取障碍关系密切。还有某些脑区损伤可导致特异性的颜色命名困难（可完成颜色 – 物体的匹配，但无法说出是什么颜色）。·

（五）语言的其他神经机制

如脑损伤同时累及 Broca 区周围、基底节、左岛叶、左颞上回和下顶叶（弓状束走行区），以及 Wernicke 区和后部语言区，则会出现完全性失语。患者言语表达不流畅，仅限于说出极少数的词，而且会不恰当地重复，称为刻板语言。例如，询问患者"请告诉我你的名字"，患者回答"爸爸"，再问"你多大年龄了"，患者仍答"爸爸"。完全性失语患者可能会保留"1、2、3、4……""春、夏、秋、冬"自动性的序列性言语。听理解也严重受损，仅限于理解很少的、最常见的词，患者常无法复述。

除大脑皮质语言区损伤导致失语外，单纯的皮质下结构，如基底节区、内囊、丘脑等损伤也会导致失语症统称为皮质下失语症。

第三节 言语障碍的康复治疗

一、言语治疗的原则

（一）遵循言语发育规律

言语障碍的康复治疗要遵循言语形成规律，重建言语。人的言语形成基础是人在语言声音的环境中，加之视力和其他感觉对周围事物包括实物、图片、文字等的认知，形成听觉，对语言产生了概念。这种概念在脑中经过联想思维形成语言符号，并由言语来表达思维和意愿。言语首先是发音，主要是音素和音节的表达；其次是词，它包括了声音语言和词内容的表达和理解；再次是语法结构，由简单的语句逐渐形成复杂的语句。在声音语言的形成中也伴随了肢体语言、文字语言及图片认知的发展，它们与声音语言之间存在着相互支撑和影响的作用。

（二）治疗由易到难

言语的康复治疗应由易到难、循序渐进，患者要先会听，才会说，从简单的发音经历幼儿语到成人语，肢体语言、文字语言及图片认知都是康复过程中不可缺少的伴行能力。功能损害到哪，就从哪开始训练，要逐步进行、反复训练，才可取得成功的硕果。

二、言语治疗的途径

言语障碍患者的治疗途径，包括训练与指导、手法介入、辅助具、代偿方式等。

（一）训练与指导

这是言语治疗的核心。训练包括听觉的应用、言语理解和口语表达的促进、构音功能的恢复或改善、语音清晰度的提高等；指导包括对患者本人及其家属的指导。对重症患者家属及患儿家长的训练和指导尤为重要。

（二）手法介入

手法介入适用于运动性构音障碍、重度神经性吞咽障碍患者，对这种言语障碍患者可以利用传统医学的手法如针灸、按摩和协助患者言语运动等方法，帮助改善言语有关的运动功能。

（三）使用辅助具

使用辅助具的目的是为了补偿受限的功能，如重度运动性构音障碍患者腭咽肌闭合不全时，戴腭托以改善鼻音化构音。

（四）代偿方式

当重度言语障碍患者难以正常交流时，可使用手势、交流板、言语交流器等功能代偿方式来交流。

三、言语治疗的要求

言语治疗是一项难度大、疗程长的医疗工作，为了达到最佳治疗效果，言语治疗师应设法从以下几个方面创造治疗条件。

（一）治疗场所要求

1. 治疗场所选择　根据患者病情选择合适的治疗场所：脑血管病急性期、脑外伤患者或重症脑瘫患者，可依病情在床边进行训练；当患者可以借助轮椅活动时，可在治疗室中进行治疗。

2. 治疗室要求

（1）面积要求：成人治疗室一般在 $10m^2$ 左右，能放置语言训练机、一张床、教材柜，并可供轮椅进出；儿童治疗室要尽可能宽敞，因为课桌上难以进行的项目常需在地板上进行。

（2）隔音要求：为了避免外界声音的干扰，言语治疗室应该具有较好的隔音效果。

（3）视觉要求：为了提高言语治疗时患者的注意力，治疗室应尽量避免过多的视觉刺激。应简洁、安静，井然有序，墙壁上不要贴多彩的图画，语言训练机放置明亮处。

（二）治疗形式要求

言语治疗原则上采用一对一治疗，有时需要进行集体治疗。

1. 一对一治疗　指根据患者的病程、言语障碍的侧重面，残存言语功能等，制订出个人治疗计划和训练方案。

2. 集体治疗　指将各种类型及不同程度的言语障碍患者集中在一起，以小组的形式进行言语治疗。集体治疗为患者提供了交流的场所，能够改善患者的社会适应性和人际关系。减少患者心理不安，稳定情绪，提高交流欲望和治愈的信心，从而积极主动地配合治疗。

（三）治疗次数和时间要求

治疗次数可以根据患者和治疗师的人数而定，住院患者治疗一般每日一次，成人每次 30～60min；幼儿每次 20min；门诊患者间隔时间可以长一些。治疗和检查尽量安排在上午，这时患者精神比较饱满，注意力较为集中。

四、言语治疗的注意事项

言语治疗是一项严谨的科研工作，在实施时应注意以下几个方面。

1. 及早开展治疗　成人言语障碍容易早期发现，发病后应尽早开始言语训练。可以在床上训练，开始时间以原发病稳定、经临床主治治疗师许可即可进行；婴幼儿言语障碍的早期发现很重要，只有早期发现，才能早期治疗。

2. 建立信赖关系　治疗师要以认真、耐心、细致的态度帮助患者，接纳、包容、理解、尊重患者，与患者建立充分的信赖关系，这是治疗取得成功的第一步。

3. 确保交流手段　语言是交流的工具，对于重度言语障碍患者，首先要考虑用手势、言谈、交流板等手段，尽量尽快与患者建立有效的交流。这对于患者特别是对失语症患者来说很大的实际意义。

4. 引导主动训练　言语治疗的效果与训练的时间成正比。因此，治疗师应充分调动患者及家属的积极主动性，使之配合治疗。为了让家属观察到患者治疗的全程，既使其加深对患者理解和掌握言语训练方法，又避免家属在场影响患者的情绪，建议治疗室安装单向玻璃的观察窗口，让家属能观察到训练的整个过程，而患者看不到家属。

5. 关注患者状态　言语治疗时，患者常有注意力不集中、观整力降低、心情抑郁或焦虑等表现，治疗师要根据具体情况及时调整患者的状态，使其在治疗期间保持良好的交流状态和学习态度。

6. 尊重患者人格　言语治疗时，不管患者的言语及认知等障碍情况如何，治疗师应始终尊重患者人格，确保其心理状态和训练欲望不受影响；同时，要尊重患者的意见；涉及患者个人隐私，应注意保密。

7. 增强患者信心　注意正面引导和鼓励患者，避免简单否定。当患者强调自身的错误时，应在淡化其失败感的同时，引导其向克服障碍的方向努力；当患者取得细微进步时，应及时给予鼓励，增强患者治疗成功的信心。

8. 预防意外发生　治疗前了解病史，熟悉患者的原发病及并发症，预测可能发生的意外；在治疗中发现异常情况，如心肺患者出现心慌心悸、呼吸困难等，要迅速与临床医师联系，及时处理。要特别注意患者有无疲劳表情和其他特殊体征，绝不要勉强训练。

9. 搞好卫生管理　因治疗师经常近距离接触患者身体、唾液和血液，所以要注意预防各种传染病，手指皮肤有破损时要特别注意。训练前后要洗手；进行吞咽障碍训练时，要戴一次性手套；训练物品要定期消毒；直接接触患者口腔或皮肤的物品，要尽量使用一次性产品。

10. 开展心理治疗　心理障碍常与言语障碍并存。言语治疗师应在开展言语训练的同时，根据患者的心理状态情况，开展心理康复，以期实现患者的全面康复。

第二章 失语症

学习目标

1. 掌握：失语症的定义和分类，失语症的言语症状，失语症不同类型的鉴别诊断，失语症的评估及训练。
2. 熟悉：各种失语症的病灶以及临床表现。
3. 了解：失语症的病因及西方失语症成套测验等。

第一节 概　述

一、失语症的定义

关于失语症的定义有很多种，Benson 对失语症的定义是：大脑功能受损引起的语言功能丧失或受损。这是目前临床上比较常用的定义。Ryan 对失语的定义是：由于脑损伤所引起的组织语言能力的丧失或低下，表现在口语和书面语言、识别图片或物体、口语、书面语和手势交流上的困难。

二、失语症的病因

失语症常见病因有脑血管病、脑外伤、脑肿瘤、感染等，脑血管病是其最常见的病因。关于脑卒中所致失语症的发病率，国外做过一些统计，Brust 曾观察了 850 名急性期患者，发现 21% 有失语症。我国的研究资料显示，至少 1/3 以上的脑卒中患者可能产生各种语言障碍。

三、失语症的语言症状

（一）听觉理解障碍

听觉理解障碍是失语症患者常见的症状，是指患者对口语的理解能力降低或丧失。根据失语症的类型和程度不同而表现出在对字词、短句和文章的不同水平的理解障碍。

1. 语义理解障碍　此种情况在失语症中最为多见，患者能正确辨认语音，但存在着连续的音义中断以致部分或全部不能理解词意。常见于以下几种情况：①在重症情况下，对日常生活的常用物品名称或简单的问候语也不能理解；②中等重度患者理解常用的名词无困难、对不常用的词有困难，或者对名词无困难，但对动词不能理解；③轻症患者往往对较长的句子，复杂内容和结构语句不能完全理解。

2. 语音辨识障碍　患者能像常人一样听到声音，但听对方讲话时，对所听到的声音能辨认，给人一种似乎听不见的感觉，患者可能会说听不懂对方说的话或不断地让对方重复或反问。经纯音听力检查听力正常或仅有语言频率外的高频听力的减弱。典型的情况称为纯聋，是临床上偶见的接受障碍。

3. **听觉记忆跨度和句法障碍**　听觉记忆跨度是言语听觉痕迹系列的保持能力，是影响口语理解的非言语因素之一。一般认为汉语的听觉记忆广度的单位容量为 7±2。当患者出现听觉记忆跨度或句法障碍时，常表现为可以理解单纯的、简单的单句，但对理解句法和复合句困难。如检查者说，"请从这些图片中，指出牙刷"，患者可以很好完成；继续检查，"请指出自行车"，患者依然可以很好完成。但当检查者的指令变为"请从这些图片中找出牙刷和自行车"，患者表现为只能找出一种或根本无法完成。

（二）口语表达障碍

1. **发音障碍**　失语症的发音障碍与周围神经、肌肉结构损害时的构音障碍不同，发音错误往往多变，这种错误大多由于言语失用所致。重症时仅可以发声，在中度时可见随意谈话和有意表达的分离现象，即刻意表达明显不如随便说出，模仿语言发音不如自发语言且发音错误常不一致，可有韵律失调和四声错误。

2. **说话费力**　一般常与发音障碍有关，表现为说话时语言不流畅，患者常伴有叹气，面部表情和身体姿势费力的表现。

3. **错语**　常见有三种错语，即语音错语、词意错语和新语。语音错语是音素之间的置换，如将"香蕉"说成"香猫"；词意错语是词与词之间的置换，如将"桌子"说成"椅子"；新词则是用无意义的词或新创造的词代替说不出的词，如将"铅笔"说成"磨小"。

4. **杂乱语**　也称奇特语，在表达时，大量错语混有新词，缺乏实质词，以致说出的话对方难以理解。

5. **找词困难和命名障碍**　指患者在谈话过程中，难以说出欲说的恰当词语，多见于名词、动词和形容词。在谈话中因找词困难常出现言语停顿，甚至沉默或表现出重复结尾词、介词或其他功能词。所有患者都有不同程度的找词困难。如果患者找不到恰当的词来表明意思，而以描述说明等方式进行表达时，称为迂回现象。当面对物品或图片时，不能说出物品或图片名称时称命名障碍。

6. **刻板言语**　常见于重症患者，可以是刻板单音，如"嗒""八"，也可以是单词如"妈妈""人啊"，这类患者仅限于刻板语言，即任何回答都显刻板。有时会出现无意义的声音。

7. **语言的持续现象**　在表达中持续重复同样的词或短语，特别是在找不到恰当的表达反应方式时出现，如有的患者被检查时，已更换了图片，但仍不停地说前面的内容。

8. **模仿语言**　一种强制的复述检查者的话，称模仿语言，如检查者询问患者"你多大岁数了"，患者重复"你多大岁数了"。多数有模仿语言的患者还有语言的补完现象。例如，检查者说"1，2"患者可接下去数数，检查者说："锄禾日当午"，患者接下去说"汗滴禾下土"。有时补完现象只是自动反应，实际患者并不一定了解内容。

9. **语法障碍**　可表现为失语法和语法错乱。

（1）失语法：表达时多是名词和动词的罗列，缺乏语法结构，不能很完整地表达意思，类似电报文体，称电报式语言。

（2）语法错乱：指句中有实词、虚词等存在，但用词错误，结构及关系紊乱。

10. **语言的流畅性和非流畅性**　一般根据患者谈话的特点将失语的口语分为流利性和非流利性。Benson 的语言流畅性与非流畅性改变（表2-1）。

11. **复述障碍**　在要求患者重复检查者说的词句时，有复述障碍者不能准确复述检查者说出的内容，如完全性失语患者，几乎完全不能复述。Broca 失语患者表现为较长语句不能准确复述。有些类型失语症可以较好地复述，如经皮质性运动性失语，经皮质感觉性失语等。

表 2－1　非流畅性与流畅性语言的鉴别

语言鉴别的项目	非流畅性	流畅性
说话量	减少，每分钟 50 词以下	多
费力程度	增加	无
句子长度	缩短	可说长句子
韵律	异常	正常
信息量	多	少

（三）阅读障碍

因大脑病变致阅读能力受损称失读症。阅读包括朗读和文字的理解，这两种可以出现分离现象。

1. 形、音、义失读　患者既不能正确朗读文字，也不理解文字的意义，表现为词与图的匹配错误，或完全不能用词与图或实物匹配。

2. 形、音失读　表现为对不能正确朗读的文字，却理解其意义，可以按字词与图或实物配对。

3. 形、义失读　能正确朗读，却不理解文字的意义。

失读患者对文字的阅读理解也表现在语句的层级上，能正确朗读文字，文字与图的匹配也正确，但组成句后不理解。

（四）书写障碍

书写不仅涉及语言本身，而且还涉及视觉、听觉、运动觉、视空间功能和运动等功能，所以在分析书写障碍时，要判断书写障碍是否是失语性质，检查项目包括自发性书写、列名书写、看图书写、写句、描述书写、听写和抄写。失语症的书写常见于以下几种表现。

1. 书写不能　完全性书写障碍，可简单地写一画两画，构不成字形。

2. 构字障碍　是写出的字看起来像该字，但有笔画增添或减少，或者写出字的笔画全错。

3. 镜像书写　见于右侧偏瘫用左手写字者，即笔画正确，但方向相反，写出的字与镜中所见相同。

4. 书写过多　类似口语表达中的语言过多，书写中混杂一些无关字、词或句。

5. 惰性书写　写出一字词后，让其写其他字词时，仍不停地写前面的字词，与口语的语言保持现象相似。

6. 象形书写　不能写字，以图表示。

7. 视空间性书写障碍　主要表现为字的笔画正确，但是笔画的位置不对。

8. 句法异常　书写的过程中出现语法障碍。

四、失语症分类及临床特征

（一）Broca 失语症（Broca Aphasia）

Broca 失语症亦称运动性失语症，主要标志为语法缺失，其特征性缺失是不能按照语法规则将字词组成句子，突出表现为误用或不用语法词素。语法缺失的结果是使患者语言成为电报缩语。患者的言语发音亦有一定程度的受损变形，在因素发音时可有省略地加语音成分的现象，即语音蜕变。引起持续的 Broca 失语的病灶部位在语音优势侧额下回后部，包括 Broca 区，后延至中央回下部，深至侧室周围的白质。其主要特征见表 2－2 所列。

表 2 - 2　Broca 失语症的主要特征

流畅性	不流畅
口语理解	相对好，对语法结构句，维持词序有困难
复述	发音启动困难，主要为辅音错误
命名	障碍，可接受语音提示
阅读、朗读	常有障碍，比谈话好
理解	相对好
书写	有字形破坏，语法错误
运动	右侧偏瘫
感觉	右侧半身障碍
视野	大部分正常

（二）Wernicke 失语症（Wernicke Aphasia）

Wernicke 失语症亦称感觉性失语症，其语言是流利的，发音及语调、韵律正常，有适当的语法结构，但谈话内容难以理解，严重的听理解障碍为此型失语的最突出特点。患者对每个音的发音毫无困难，但常把个别音或音组的次序更换或省减，而把要表达的字扭转误传即音位错误，若音位错误连续频繁，言语将变得不可理解，字词正规发音被扭曲成为新语词症。患者常有命名障碍，但其错误词句和所欲表达之词在意义上常很接近。其主要特征见表 2 - 3 所列。

表 2 - 3　Wernicke 失语症的临床特征

流畅性	不流畅
口语理解	障碍重
复述	不能复述
命名	障碍，接受提示有困难
阅读、朗读	障碍重
理解	不正常
书写	形态保持，书法错误
运动	多正常
感觉	多正常
视野	有时伴有上限障碍

（三）传导性失语症（Conduction Aphasia）

与患者的口语表达和听理解相比，复述障碍更为严重的是这一类失语症患者的特征。复述不成比例地受损是最有诊断意义的特点。语言缺陷是不能逐字重复别人的语句和不能有效地把音素编成词句而出现音位错误。其主要特征见表 2 - 4 所列。

表 2 - 4　传导性失语症的主要特征

流畅性	流畅，找词困难，语音错误
口语理解	相对好，含语法结构、词句困难
复述	发音不准，辅音、元音均可错误
命名	障碍，可接受选词提示
阅读、朗读	不正常

流畅性	流畅，找词困难，语音错误
理解	不正常
书写	不正常
运动	不正常
感觉	不正常
视野	不正常

（四）经皮质运动性失语症（Transcortical Motor Aphasia）

经皮质运动性失语症患者的言语行为类似于运动性失语症，复述顺利与否是其一个重要特点。患者谈话呈非流利型，但不像 Broca 失语症患者那样费力，发音和语调障碍也不像 Broca 失语症患者那样明显，口语表达突出的特点为启动困难和自发线性扩展言语发生明显障碍，不能连贯地详细叙述谈话内容，患者常以单词或简短地以适当的短语、短句表达意思，如要求详细描述某事件，患者则感到困难、犹豫；听理解及阅读理解障碍轻，主要是对含有语法结构的句子和长句子的理解有困难；复述较好，甚至达到正常，如要求复述的句子是错的，患者复述时常可纠正；命名和阅读均有不同程度障碍；书写不正常，与其他功能相比，书写障碍较重。其主要特征见表 2-5 所列。

表 2-5　经皮质运动性失语症的特征

流畅性	非流畅或中间型
命名	部分障碍
阅读、朗读	有缺陷
口语理解	多正常
书写	严重缺陷
理解	有缺陷
复述	正常

（五）经皮质感觉性失语症（Transcortical Sensory Aphasia）

经皮质感觉性失语症较少见，言语行为表现类似于感觉性失语症，复述顺利与否是其一个重要特点。另外，患者在不需要重复时，也能正确重复刚刚讲过的话，如模仿言语。患者口语为流利型，以语义错语为主，可有新语、赘语、空话及奇特语言。与 Wernicke 失语症不同，口语中常用词可部分保留，但常为词义错语，表达信息比 Wernicke 失语症患者略好。听理解障碍严重，但比 Wernicke 失语症患者轻。检查者说的错话、不懂的短语都可以复述。与经皮质运动性失语症患者不同，命名有明显障碍，主要是词义错语和新语，有些可接受选词提示；有些患者则不接受提示，甚至对正确名称也否认，属于语义性命名不能，阅读和书写均有明显障碍。其主要特征见表 2-6 所列。

表 2-6　经皮质感觉性失语症

自发口语	流畅性、错语、模仿语音
命名	有缺陷
阅读、朗读	有缺陷
口语理解	严重障碍
书写	有缺陷
理解	有缺陷
复述	好

（六）经皮质混合性失语症（Mixed Transcortical Aphasia）

很少见，言语行为表现如完全性失语，但复述保留，能模仿言语。主要临床特点是除复述部分保留外，所有语言功能均明显受损。口语倾向非流利型，但严重者口语仅限于强迫模仿及完成现象。完成现象为自动反应，可随着语言损伤的好转或口语理解的恢复而逐渐消失。听理解、命名、阅读及书写均有严重障碍，甚至出现对这些测试除强迫复述检查者指令外，并不想完成这些测试的行为表现，患者的复述也不完全正常，复述限于词、短语和短句，无意义词组及句子则复述困难。其主要特征见表2-7所列。

表 2-7 经皮质混合性失语症的特征

流畅性	不流畅，有模仿语音
命名	严重障碍
阅读、朗读	缺陷
口语理解	严重障碍
书写	缺陷
理解	缺陷
复述	相对好

（七）完全性失语症（Global Aphasia）

完全性失语症是一种严重的获得性的全部语言传导功能的损害，而不只是单一功能的损害，非语言的视觉理解功能也受到严重损害。患者几乎完全丧失语言理解和表达能力，它汇总了 Broca 和 Wernicke 失语症的全部表现，经思考的言语表达减少到只剩几个字或句子，并反复使用相同的词句徒劳无效地表达一个意思。未经思考的言语表达却保存完好。这类患者口语交流特征是普通咒骂语使用得当，音位、发音和音调变化皆保持正常；其他常用自动言语保持完整；患者仍能哼唱过去熟悉的歌曲、小调；听觉理解仅限于少量的名词、动词和成语，不理解连接词、前置词和代名词等文法词句，也不能理解文法结构复杂的句子。其主要特征见表2-8所列。

表 2-8 完全性失语症的临床特征

流畅性	不流畅，伴有模仿语音
命名	严重缺陷、刻板言语
阅读、朗读	严重缺陷、刻板言语
口语理解	严重缺陷、刻板言语
书写	严重缺陷、刻板言语
理解	严重缺陷、刻板言语
复述	严重缺陷、刻板言语

（八）命名性失语症（Anomic Aphasia）

命名性失语症是对人、物和事件名称回忆的障碍，其言语障碍的关键是命名不能或命名困难。在临床实践中，不要把所有命名困难和命名错误都认为是命名性失语，因为所有失语综合征，只要语言表达有缺陷都会造成命名障碍，伴随文字或口语错误出现的命名障碍是副产物，没有独立的定位诊断。其主要特征见表2-9所列。

表 2-9　命名性失语症的特征

流畅性	语言流畅、有空话
命名	有缺陷
阅读、朗读	好或有缺陷
口语理解	正常或轻度缺陷
书写	好或有缺陷
理解	好或有缺陷
复述	正常

（九）皮质下失语（Subcortical Aphasia）

1. 基底节性失语症

基底节性失语症具有 Wernicke 失语症的听觉理解障碍的特征，复述功能保存完好，且伴有轻偏瘫等其他类型失语症的特征，是由于病变累及左侧尾状核头部以及内囊前肢的白质所致，尾状核体部和尾部以及壳核病损并不出现失语。其主要特征见表 2-10 所列。

表 2-10　基底节性失语症的特征

流畅性	语言大多不流利
命名	可有障碍
阅读、朗读	好或有缺陷
口语理解	有缺陷，特别是复合句
书写	明显障碍
理解	好或有缺陷
复述	相对好

2. 丘脑性失语症

左侧丘脑受损，多为梗死，可造成失语，前外侧核受损是出现失语所必需的。特征亦是语言理解障碍，言语流畅，甚至流畅过度而造成多言症，复述能力保存完好，最突出的特点是音调低，自发语言少，找词困难，其他核的损害可伴有躯体感觉障碍，注意力缺陷和记忆力损害等症状和体征。其主要特征见表 2-11 所列。

表 2-11　丘脑性失语症的特征

表达	声音小，可有语法错误，找词困难
命名	有缺陷
阅读、朗读	相对好
口语理解	有障碍
书写	大多有障碍
理解	有障碍
复述	相对好

第二节 失语症的康复评定

一、失语症的康复评定的目的

（1）通过系统而全面的语言评定，发现患者是否有失语症及其严重程度、鉴别各类失语。

（2）了解各种影响患者语言交流能力的因素，评定患者残存的语言交流能力。

（3）预测患者的康复进程。

（4）根据患者的评定结果，制订治疗计划。

二、失语症的康复评定程序

（一）资料收集

1. 临床资料 通过阅读病历了解情况。

（1）临床诊断：了解是否有脑血管病变，脑肿瘤、颅脑外伤及其损伤部位。

（2）病史：发病时间、发病经过，既往有无脑部受损、心脏病、糖尿病、癫痫等。

（3）临床检查：影像学检查，了解脑部病灶的性质、部位、大小。

（4）其他相关的临床神经病学检查：包括脑神经、感觉、运动功能、神经反射等。

（5）治疗内容：药物使用情况及其他治疗。

（6）其他康复治疗：有无进行运动治疗、作业治疗，日常生活能力情况等。

2. 患者资料

（1）发病前言语习惯：包括有无方言、有无第二语言、说话流利与否、是否善于交谈。

（2）学历：患者知识水平如何、何等学历、懂何种外语、达到何种程度。

（3）职业：从事何种工作、专业兴趣等。

（4）家庭情况：患者家庭经济状况如何、主要收入来源、家庭成员情况及对患者障碍及康复的态度。

（5）性格：病前性格是内向还是外向。

（6）兴趣：患者发病前的个人喜好、兴趣、喜欢什么方面的事物及娱乐活动。

（7）利手：发病前是左利手、右利手还是双利手。

（8）期望：患者及其家属对患者预后的期望、对训练的欲望和需求是否强烈等。

（二）初步观察

1. 一般状况 包括患者身体状况、意识水平、情绪状态、时间定向、空间定向、人物定向、交流动机、有无佩戴眼镜和助听器或义齿、坐姿、注意力、偏瘫侧的感觉和运动；病历和患者目前状况是否相符。

2. 言语能力 能否说出自己的一般资料：姓名、年龄、性别、住址等。对要求和问题是否有反应及反应是否正确，言语是否流畅、清晰和切题，能否自知错误，有无纠错能力。

（三）检查方法

1. 综合性失语症检查法 国际常用的失语症评定方法有：波士顿诊断性失语症检查（Boston Diagnostic Aphasia Examination，BDAE）、日本标准失语症检查（Standard Language Test of Aphasia，SLTA）、西方失语症成套检测（Western Aphasia Battery，WAB）。国内常用的失语症评定方法包括：汉语标准失语症检查及汉语失语成套测验（Aphasia Battery of Chinese，ABC）。

2. 单项言语功能检查　综合性失语症检查无法对较重或较轻的言语障碍患者得出完整详细的言语资料，因此言语治疗师可以设计一些附属于综合性的某一单项言语功能检查，以便更加细致地了解患者的言语功能。①听理解检查：如语音辨识检查、单词理解检查、Token 测验（Token Test）；②口语表达检查：名词、动词、形容词的呼名检查、口头造句以及情景画描述；③阅读检查：朗读检查、阅读理解检查，包括字、词、语句及篇章不同层次；④书写检查：抄写、听写、看图书写检查，包括字、词、语句、短文不同层次；⑤复述检查：单音节复述、2～5 个音节复述、单句复述、复合句复述。

3. 实用言语交流能力检查　传统的失语症评估都是利用图片、卡片等来进行听、说、读、写的检查，这些评估并不能真实反映患者在日常生活中的交流能力。实用交流能力则是对此的一种补充。国际上常用的方法包括：日常生活交流能力检查、Porch 交流能力指数、功能性交流图等。

4. 总结与判定

（1）资料整理：通过总结以上的检查和资料，整理出重点，并书写评价报告。

（2）诊断：根据资料整理的结果，明确患者是否为失语症及类型、失语症的严重程度。失语症严重程度的评定，国际上多采用波士顿诊断性失语症检查法（BDAE）中的失语症严重程度分级，见表 2-12 所列。

表 2-12　BDAE 失语症严重程度分级标准

级别	标准
0 级	无有意义的语言或听觉理解能力
1 级	语言交流中有不连续的语言表达，大部分需要听者去推测、询问或猜测；可交流的信息范围有限，听者在语言交流中感到困难
2 级	在听者的帮助下，可进行熟悉话题的交谈，但对陌生话题常常表达不出自己的意思，患者与检查者都感到语言交流有困难
3 级	在仅需少量帮助或无帮助下，患者可以讨论几乎所有的日常问题。但由于语言和（或）理解能力的减弱，使某些谈话出现困难或不大可能
4 级	语言流利，但可观察到有理解障碍，思想和语言表达尚无明显限制
5 级	有极少可分辨得出的语言障碍，患者主观上可能稍有困难，但听者不一定能明显觉察

（3）推测预后：根据患者失语症的类型、严重程度、其他预后因素等综合考虑，判断患者的预后，并确定康复目标：分为长期目标与短期目标。

1）长期目标：根据患者失语症严重程度分级（BDAE 分级），评估预后及确定长期康复目标，见表 2-13 所列。

表 2-13　不同程度失语症的长期目标

程度	BDAE 分级	整体长期目标	言语训练的长期目标
轻度	4、5	恢复职业	改善言语和心理障碍，适应职业需要
中度	2、3	日常生活自理	发挥残存能力及改善功能，交流基本自如，适应社区内交流需要
重度	1、2	回归家庭	尽可能利用残存功能和代偿方法，进行简单的日常交流，尽量满足家庭生活需要

2）短期目标：将达到最终目标的过程，分成若干阶段，逐次设定具体细致的目标，即根据患者具体情况选择各种言语形式的训练课题，设定可能达到的水平及预测所需时间。将现有的言语功能提高一个阶段作为短期目标。

（4）制订治疗计划：在上述基础上制订患者的训练计划、长短期训练目标。

（5）治疗过程记录：在实施中认真记录患者的治疗过程、反应等。

（6）判断治疗效果：进行阶段性的言语训练后，及时进行总结，根据再次评估结果，判断是否需要修改训练目标和训练计划。

三、失语症的常用评定量表

（一）国际常用的失语症检查法

1. 波士顿诊断性失语症检查（Boston Diagnostic Aphasia Examination，BDAE）　目前，此检查是英语国家普遍应用的标准失语症检查。此检查由 27 个分测验组成，分为五个大项目：①会话和自发性语言。②听觉理解。③口语表达。④书面语言理解。⑤书写。该测验在 1972 年标准化，1983 年修订后出版第 2 版（Goodlass & Kaplan，1983），2001 年出版第 3 版，此检查能详细、全面测出各种模式下患者的语言表现能力，但检查时间较长。河北省康复中心已将此方法翻译成中文，在我国应用还没有通过常模测定。

2. 日本标准失语症检查（Standard Language Test of Aphasia，SLTA）　由日本失语症研究会设计完成，检查包括听、说、读、写、计算五大项目，共包括 26 个分测验，按 6 个阶段评分，在图册检查设计上以多图选一的形式，避免了患者对检查内容的熟悉，使检查更加客观。此方法易于操作，而且，对训练有明显指导作用。

3. 西方失语症成套测验（Western Aphasia Battery，WAB）　是较短的波士顿失语症检查版本，检查时间大约 1h，该测验提供一个总分称失语商（AQ），可以分辨出是否为正常语言。WAB 还可以测出操作商（PQ）和皮质商（CQ），前者可了解大脑的阅读、书写、运用、结构、计算、推理等功能，后者可了解大脑认知功能。该测验还对完全性失语、感觉性失语、经皮质运动性失语、传导性失语等提供解释标准误差和图形描记。

（二）国内常用的失语症评定方法

1. 汉语标准失语症检查　此检查包括两部分内容，第一部分是通过患者回答 12 个问题了解其语言的一般情况；第二部分由 30 个分测验组成，分为 9 个大项目，包括听理解、复述、说、出声读、阅读理解、抄写、描写、听写和计算。在大多数项目中采用了 6 等级评分标准，在患者的反应时间和提示方法都有比较严格的要求，除此之外，还设定了中止标准。使用此检查以前要掌握正确的检查方法。应该由参加过培训或熟悉检查内容的检查者来进行检查。

2. 汉语失语成套测验（Aphasia Battery of Chinese，ABC）　此测验由会话、理解、复述、命名、阅读、书写、结构与视空间、运用和计算、失语症总结几大项目组成，于 1988 年开始用于临床。

第三节　失语症的康复治疗

一、失语症康复治疗的适应证及原则

（一）适应证

原则上，所有失语症都是康复治疗的适应证，但有明显意识障碍、情感或行为异常的患者和精神病患者不适宜语言训练。

（二）治疗原则

1. 治疗时机　当患者的原发病症稳定，生命体征稳定 48h 以后，即可逐渐开始接受治疗。治疗介入

的时机越早，训练效果越好。发病后3～6个月为失语症恢复的最佳期，因此，需抓住这一关键时期进行有效的言语训练，以达到最佳效果。但对于发病2～3年后的患者，也不能放弃治疗（尤其是伴有言语失用症者，即使经过很长的时间，也能得到不断地改善），当然恢复的速度较早期明显减慢。患者如出现以下情况时，可停止言语训练：全身状态不佳，明显的意识障碍，重度痴呆，拒绝和无训练动机及要求，出现过度疲劳，注意力无法集中；另外，接受了一段时间的系统言语训练，已达平台期时，亦可考虑停止。

2. 治疗的时间安排　由治疗师所进行的训练，每周不少于3～4次，每日根据患者的情况可安排1～2次训练。每次训练30～60min为宜。初次接受言语训练的患者精神状态变差时，可适当减少训练时间。

3. 治疗环境　治疗室最好有隔音功能、成人治疗室面积一般10m²即可，房间内照明、温度适宜，通风要好，训练时减少人员走动。

4. 训练工具　录音机、录音笔、训练软件、镜子、秒表、压舌板、喉镜、计算器、电脑、手机、笔记本、笔、卡片、故事书、患者感兴趣的文章、歌本、音乐播放器等。

5. 训练方式　根据患者情况采用不同方式。①一对一训练：即一名治疗师针对一名患者，是临床上最常采用的一种训练方式。要求在一个安静稳定的环境下，以刺激为中心内容。患者情绪稳定，注意力集中。刺激条件可控，针对性强，并根据具体情况及时进行调整。②自主训练：患者在进行了一段时间的一对一训练之后，充分了解了言语训练的要求和方法，有一定的自我判断和自我纠正的能力，即可开始自我训练。治疗师可教会患者需反复训练的内容，让患者进行自我训练。训练的内容和量由治疗师决定。③小组训练：又称集体训练。目的是逐步接近日常交流的真实情景，通过相互接触，减少孤独感，学会将个人训练的成果，在实际中有效地应用。治疗师可根据患者的不同情况，编成小组，开展多项活动。④家庭训练：治疗师将评价及制定的治疗计划介绍和示范给家属，并可通过观摩、阅读指导手册等方法教会家属训练技术；再逐步过渡到回家训练。治疗师定期检查和评估并调整训练课题及告知注意事项。

二、失语症康复治疗的过程

（一）失语症治疗的过程

1. 开始期　原发疾病不再进展，生命体征稳定后48h。此时期应尽早开始训练，移动困难的患者，可以在病房进行适当训练，并使患者及其家属充分了解其障碍和训练的有关情况。

2. 进行期　在训练室训练的频度和时间是有限的，此时期要使患者在家中或病房配合训练。此时期也可能发现初期评定存在的问题，有时需要修改最初制订的计划。

3. 结束期　当经过一段时间的训练，功能的改善达到一定程度后几乎不再进展或进展很缓慢时，可以看作是平台期，此时要让患者进行适应性训练。结束时可向患者的家属介绍训练的情况，并设法采取一定的指导和帮助。

三、失语症康复治疗的预后

（一）预后

对失语症的预后有影响的因素主要有以下几种。

1. 病因与病灶部位　不同病因所导致的失语症，其恢复速度与程度均不同。一般来说，颅脑外伤比脑卒中的预后好，病灶小者预后好，单一病灶预后较多发病灶好，初次发病者较复发者预后较好。

2. 年龄　许多研究表明，失语症的预后在很大程度上取决于患者发病时的年龄。发病年龄越小，预后越好。

3. 治疗介入时间　这是影响恢复的重要因素之一，在患者可耐受治疗的情况下，越早介入效果越好。

4. 智力、文化程度　智力和言语功能改善程度之间成正比关系。智商越高的患者其治疗效果越佳；文化程度越高，预后越好。

5. 利手　左利手或双利手较右利手预后好。

6. 失语症的类型及严重程度　失语症的严重程度与其预后有密切关系。起病时，失语症轻者预后较好。表达障碍比理解障碍患者较好，Broca 失语较 Wernicke 失语预后好，完全性失语的预后最差。

7. 合并障碍　失语症患者如同时合并构音障碍、言语失用或其他高级神经功能障碍等时，预后相对比单纯失语症患者要差。

8. 性格　外向性格较内向性格患者预后好。

9. 其他因素　积极主动训练患者预后好，家属对患者康复支持力度大的患者预后好，患者自身有错误自识能力及自我纠正能力者预后好。

四、失语症康复治疗的方法

（一）Schuell 刺激疗法

Schuell 刺激疗法是多种失语症治疗方法的基础，是自 20 世纪来应用最广泛的方法之一。由于 Schuell 为建立和完善此方法做出了巨大贡献，因此，这种治疗方法被称之为 Schuell 刺激疗法。刺激法的定义是对损害的语言符号系统应用强的控制下的听觉刺激为基础，最大限度地促进失语症患者的语言再建和恢复。

1. Schuell 刺激疗法的原则　Schuell 刺激法的机制和原则很多，但重要的原则可以归纳为以下六条（表 2 - 14）。

表 2 - 14　失语症 Schuell 刺激疗法的主要原则

刺激原则	说明
利用强的听觉刺激	是刺激疗法的基础，因为听觉模式在语言过程中居于首位，而且听觉模式的障碍在失语症中也很突出
适当的语言刺激	采用的刺激必须能输入大脑，因此，要根据失语症的类型和程度，选用适当控制下的刺激，难度上以使患者感到有一定难度但尚能完成为宜
多途径的语言刺激	多途径输入，如给予听刺激的同时给予视、触、嗅等刺激（如实物）可以相互促进效果
反复利用感觉刺激	一次刺激得不到正确反应时，反复刺激可能可以提高其反应性
刺激应引出反应	此项刺激应引出一个反应，这是评价刺激是否恰当的唯一方法，它能提供重要的反馈而使治疗师能调整下一步的刺激
正确反应要强化以及矫正刺激	当患者对刺激反应正确时，要鼓励和肯定（正强化）。得不到正确反应的原因多是刺激方式不当或不充分，要修正刺激

2. 治疗程序的设定及注意事项

依照刺激法的原则设定治疗程序并注意以下方面。

（1）刺激条件：

1）标准。刺激的复杂性体现在听觉刺激训练时选用词的长度，让患者选择词的数量，采用几分之几的选择方法，所选用的词是常用词还是非常用词等。但无论采用什么标准，都应遵循由易到难，循序渐进的原则。

2）方式。包括听觉、视觉和触觉刺激等，但以听觉刺激为主的刺激模式，在重症患者常采取听觉、视觉和触觉相结合，然后逐步过渡到听觉刺激的模式。

3）强度。是指刺激的强弱选择，如刺激的次数和有无辅助刺激。

4）材料选择。一方面要注意语言的功能如单词、词组、句子，另一方面也要考虑到患者的日常生活交流的需要，以及个人的背景和兴趣爱好来选择训练材料。

（2）刺激提示：在给患者一个刺激后，患者应有反应，当无反应或部分回答正确时常常需要提示。

1）提示的前提。要依据治疗课题的方式而定，如听理解训练时，当书写中有构字障碍时或阅读理解中有错答时，规定在多少秒后患者无反应才提示，这方面也常常需要依据患者的障碍程度和运动功能来控制。如右利手患者患右偏瘫而用左手书写时，刺激后等待出现反应的时间可以延长。

2）提示的数量和项目。提示的项目常有不同，重症患者提示的项目较多，如呼名时要用的提示包括描述、手势、词头音和文字等，而轻度患者常常只需要单一的方式，如词头音或描述即可引出正确的回答。

（3）治疗课题评价：这是指在具体治疗时，治疗人员对患者的反应进行评价。因失语症的类型和严重程度不同，患者可能会做出各种反应。正确反应除了按设定时间做出的正确回答外，还包括延迟反应和自我更正，均以（＋）表示；不符合设定标准的反应为误答，以（－）表示。无反应时要按规定的方法提示，连续无反应或误答要考虑预先设定的课题难度是否适合患者的水平，应下降一个等级进行治疗。经过治疗，患者的正答率逐渐增加，提示减少，当连续次正答率大于80％以上时，即可进行下一项目的治疗。

（4）反馈：反馈可巩固患者的正确反应，减少错误反应。正确地应用反馈对加速失语症的康复很重要。当患者回答正确时，应肯定患者的反应，重复正答，将答案与其他物品或动作比较，以扩展正确反应，以上这些方法称正强化。当患者错误回答时要对此反应进行否定。但要注意，因部分失语症患者的情绪常不稳定，连续生硬的语言可能会使患者失去信心而不能配合治疗。以上介绍的否定错误回答并指出正确回答的方法称为负强化。其他改善错误反应的方法还包括让患者保持注意，对答案进行说明性描述和改变控制刺激条件等。

（5）治疗课题的选择：失语症绝大多数涉及听、说、读、写四种语言模式的障碍以及计算障碍，但这些障碍程度可能不是同等的，比如，某种失语症以听觉理解障碍为突出表现，某种失语症以口语表达障碍为主要表现，还可能某种失语症其他语言模式基本保留只是命名障碍。在一些类型失语症可能存在两种以上语言模式障碍为突出表现，而且随着治疗的进程障碍的程度和模式会发生变化。因此，可以按语言模式和严重程度选择课题（表2－15）。原则上是轻度和中度失语症者可以直接改善其功能和日常生活交流能力为目标，而重症者则重点放在活化其残存功能，用其他方式进行代偿或进行实验性治疗。

表2－15　不同语言模式和严重程度的训练课题

语言模式	程度	训练课题
听理解	重度	单词与画、文字匹配，是或非反应
	中度	听短文做出是或非反应，正误判断，口头命令
	轻度	在中度基础上，选用的句子和文章更长，内容更复杂（新闻理解等）
读解	重度	画和文字匹配（日常物品，简单动作）
	中度	情景画，动作句子、文章配合，执行简单书写命令，读短文回答问题
	轻度	执行较长文字命令，读长篇文章（故事等）回答问题

语言模式	程度	训练课题
口语	重度	复述（音节、单词系列语、问候语），常用词命名，动作描述，读单音节词
	中度	复述（短文），读短文，称呼、动作描述（动词的表现，情景画及漫画说明）
	轻度	事物描述，日常生活话题的交谈
书写	重度	姓名、听写（日常生活物品单词）
	中度	听写（单词－短文），动作描写
	轻度	听写（长文章），描述性书写，日记
其他		计算练习、钱的计算、写字、绘画、写信、查字典、写作、利用、趣味活动等，均应按程度进行

不同类型的失语症患者功能障碍不同，因此可以按照失语症类型选择治疗课题（表 2－16）。

表 2－16　不同类型失语症训练重点

失语症类型	训练重点
Broca 失语	构音训练、口语和文字表达
Wernicke 失语	听理解、复述、会话
命名性失语	执行口头指令、口语命名、文字称呼
传导性失语	听写、复述
经皮质感觉性失语	听理解（以 Wernicke 失语为基础）
经皮质运动性失语	以 Broca 失语课题为基础
完全性失语	视觉理解、听觉理解、手势、交流板应用
经皮质混合性失语	以完全性失语训练为基础

2. 阻断去除法　为 Weigl 提倡的建立在简单再学习的机制假设上的言语治疗法。Weigl 认为大脑的损伤，造成了功能的阻断，导致的言语的障碍。通过具体言语材料可以促进言语的恢复，且这种恢复不仅局限在所练习过的材料上，还可以推广到相关或相似的材料上。具体是将未受阻断的较好语言形式中的语言材料作为"前刺激"，引出另一种语言形式中有关联的语言材料的正反应，而使"阻断"去除，具体有单纯法和连锁法两种。单纯法见效快，但持续时间短；连锁法因多功能参与，效果好，持续时间长。

3. 功能重组法　为 Luria 所提倡的方法。这种学说认为，大脑损伤干扰了某些功能系统，康复则是通过功能系统残存成分的重新组织并加上新的成分，重组出一个新的功能系统。其强调的是高度意识化的一般策略的训练，即利用外部手段的功能代替受损功能，意识化的手段在反复运用中内在化、自动化。功能重组法分为系统内重组和系统间重组。系统内重组有两种方法：一是将受损功能下降一级水平训练，减少障碍效果；二是对障碍活动进行有意识的分析。

（二）实用交流能力训练

实用交流能力训练的目的是使语言障碍的患者最大限度地利用其残存的能力（语言的或非语言的），以确定最有效的交流方法，使其能有效地与周围人发生有意义的联系，尤其是促进日常生活中所必备的交流能力。

1. 交流效果促进法（Promoting Aphasia Communication Effectiveness，PACE）　是促进实用交流能力的训练的主要方法，是由 Davis 和 Wilcox 创立的，是目前国际上得到普遍认可的促进实用交流的训练方法之一。PACE 是在训练中利用接近实用交流的对话结构，信息在语言治疗师和患者之间交互传递，使患者尽量调动自己残存的语言能力，以获得较为实用的交流技能。

（1）适应证：适合于各种类型和程度的语言障碍者，但应考虑患者对训练方法的理解。亦可应用在小组训练中，例如，有一定语言功能，但实用性差者，还可以将方法教会患者的家属进行家庭训练，但要清楚停止训练的标准。

（2）治疗原则：

1）交换新的未知信息。表达者将对方不知的信息传递给对方，而传统的治疗方法是在进行语言治疗时，在已知单词或语句的情况下，对患者单方面提出要求。

2）自由选择交往手段。治疗时可以利用患者口头表达的残存能力，如书面语、手势、画片，指点等代偿手段来进行交往，语言治疗师在传达信息时可向患者示范，应用患者能理解的适宜的表达手段。

3）平等交换会话责任。表达者与接收者在交流时处于同等地位，会话任务应当是交替进行。

4）根据信息传递的成功度进行反馈：当患者作为表达者时，治疗师作为接收者，根据患者对表达内容的理解程度给予适当的反馈，以促进其表达方法的修正和发展。

（3）训练方法：将一叠图片正面向下扣置于桌上，治疗师与患者交替摸取，不让对方看见自己手中图片的内容。然后运用各种表达方式（如呼名、描述语、手势语、指物、绘画等）将信息传递给对方，接收者通过重复确认、猜测、反复质问等方式进行适当反馈，治疗师可根据患者的能力提供适当的示范。

（4）评价：可采用交流效果促进法评分法（表2-17）。

表 2-17　交流效果促进法评分法

交流效果	评价分
首次尝试即将信息传递成功	5
首次尝试信息未能令接受者理解，再次传递即获成功	4
通过语言治疗师的多次询问，或借助手势、书写等代偿手段将信息传递成功	3
通过语言治疗师的多次询问等方法，可将不完整的信息传递出来	2
虽经多次努力，但信息传递仍完全错误	1
不能传递信息	0
评价不能	U

2. 代偿手段的应用　重度失语症患者的口语及书面语障碍，严重影响了语言交流活动，使得他们不得不将非语言交流方式作为最主要的代偿手段，因此非语言交流技能的训练就显得更为迫切。他们也可以采取上述加强非语言交流的训练步骤，以达到促进实用交流能力的目的。但应注意，较多失语患者的非语言功能也同样受到不同程度的损害，代偿手段的获得并非易事。

（1）手势语的训练：手势语不单指手的动作，还应包括有头及四肢的动作，与姿势相比较，它更强调的是动态。手势语在交流活动中，具有标志、说明和强调等功能。对于经过训练已经有望恢复实用性口语能力的失语患者，可考虑进行手势语的训练。训练可以从常用手势（点头、摇头表示是或不是，或指物表示等）入手，强化手势的应用；然后治疗师示范手势语，令患者模仿，再进行图与物的对应练习；进而让患者用手势语对提问进行应答，以求手势语的确立。

（2）图画训练：此方法对重度语言障碍但保留一定绘画能力的患者可能有效，训练前可以先进行画人体的器官、主要部位、漫画理解等检查。与手势语训练比较，图画训练的优点在于画的图不会瞬间消失，可以有充足的时间推敲领悟，并保留以供参照。用图画表示时，还可随时添加和变更。训练中应鼓励并用其他的传递手段，如图画加手势、加单字词的口语、加文字等。

（3）交流板/交流册的训练：适用于口语及书面表达进行实用交流很困难的患者，但应有文字及图画的认识能力。一个简单的交流板可以包括日常生活用品与动作的图画，也可以由一些照片或从刊物上剪裁的照片组成。应根据患者的需要与不同的交流环境设计交流板。在设计交流板之前，应考虑：①患者能否辨认常见物品图画；②患者能否辨认常用词；③患者能否阅读简单语句；④患者潜在的语言技能是什么。对有阅读能力的患者，可以在交流板上补充一些文字。

（4）电脑及仪器辅助训练：应用高科技辅助交流代偿仪器如触按说话器，环境控制系统等。

（三）失语症的对症治疗

1. 听理解训练

（1）语音辨识：让患者从预先准备好的一段声音中（声音中有语音及自然音的混合）分辨出语音。

（2）听词指图：治疗师将几张图片放在患者面前，让患者指出其听到单词语音的图片。

（3）词语记忆广度扩展：将几张图片摆放在患者面前，治疗师每次说出两个或两个以上的单词，让患者按顺序指出所听到的内容。

（4）句子的理解：将几幅情景画放在患者面前，治疗师用简单的句子描述情景画中的内容，让患者指出相符合的图片。

（5）执行口头指令：从短句开始，如："请点头。"慢慢过渡到长句和复合句。

2. 口语表达训练

（1）以自动语为线索进行训练：诗词、数数、唱熟悉的歌曲等。通过这种机械、自动言语引导出口语的表达。

（2）使用反义词、关联词、惯用语。反义词：如男—女、上—下；关联词：饭—汤、盆—碗；常用的一些谚语、警句等。

（3）复述：根据患者障碍程度选择复述的内容。直接复述（字、词、词组、短句、复合句）、看图或实物复述、重复复述、延迟复述。

（4）命名训练：用图片或实物让患者进行命名。如有困难，可给予词头音、选词等提示。

（5）叙述训练：对于轻度口语表达障碍的患者，可以进行情景画、提问叙述等训练。如患者在过程中出现错语、命名错误等，不要中断患者，应在叙述完成后给予纠正。如患者出现叙述困难而中断时，可给予提示，让其继续。

（6）失语法的训练：在口语表达中，利用促进语法结构建立的技术（如刺激法），也可利用再教的方法，像初学汉语一样，先易后难，循序渐进。

（7）日常生活能力交流训练：需根据患者的实际情况进行，用患者所熟悉的人和事物进行训练。

3. 阅读与朗读训练

（1）视觉匹配作业：选择一些词卡，让患者选择字形相同的词。患者无须理解词的含义，只要有辨认相同、相似图形的能力即可完成。一般要求患者能完全正确完成，才可进行其他训练。

（2）单词的阅读理解：词卡与图匹配、听单词指出相应词卡、词汇分类、词义联系均可进行训练。

（3）单词的朗读：出示每张词卡，反复读给患者听，然后鼓励患者一起朗读，最后让患者自己朗读。

（4）句子的理解：当患者可以阅读理解常见词汇后，可以通过执行文字指令、词语短语匹配作业、组句等进行训练。

（5）句子的朗读：利用句子卡，按单词朗读的要领练习，由慢向快、由短到长增加难度。

（6）篇章的理解：给患者准备短文，让患者默读，就其内容进行提问。

（7）篇章的朗读：从报刊、书籍中选择患者感兴趣的内容，同声朗读后鼓励患者自己朗读。每日坚持，反复练习。

4. 书写训练　书写不仅涉及言语，还涉及视觉、运动、本体感觉等多种功能。因此，在进行书写训练时，要综合考虑患者各方面的功能障碍。

（1）抄写：适合重度书写障碍、非利手书写、失用症、智力障碍者等。通过书写可促进各器官的联合动作，并可促进对文字的理解。抄写的内容应从易到难，循序渐进。

（2）提示书写阶段：适合中度书写障碍者。要求患者按照要求进行书写，便于向自发书写阶段过渡。例如，姓名、职业。

（3）自发性书写：适合轻度书写障碍。可要求患者把看到的物品写出单词、写出完整的句子、记日记、写信等。

第三章 语言发育迟缓

第一节 概 述

语言发育迟缓是指发育过程中某些儿童的语言落后于正常儿童的状态。对这些儿童进行康复指导已有 100 多年的历史，20 世纪初至中期对语言发育迟缓儿童的指导，仅限于对听觉障碍儿童的指导，对其他类型语言障碍儿童不进行语言指导。后来对由于轻度智力障碍及不适当的语言环境导致的语言发育迟缓儿童，采取多说话等方面的强化训练和语言环境调整，也就是进行"语言卫生指导"（Speech hygiene）。在评价和诊断方面，将正常儿童语言发育的现象按其年龄顺序排列，评价语言发育迟缓儿童处于哪一阶段，以个体间的行为作为比较基准并应用于临床。

一、语言发育迟缓的定义与病因

（一）语言发育迟缓定义

语言发育迟缓是指在发育过程中的儿童其语言发育没达到与其年龄相应的水平，但是，这不包括由听力障碍引起的语言发育迟缓及构音障碍等其他语言障碍类型。

（二）语言发育迟缓的原因

1. 听觉障碍 听觉对儿童的语言发育非常重要，如果在语言发育期间长期存在对口语的输入障碍，如中度以上的听觉障碍状态，则语言信息的接受（理解）和信息发出（表达）等会受其影响，导致语言发育迟缓。听觉障碍分为末梢性听觉障碍、听力损伤及中枢性听觉障碍。

2. 儿童自闭症 如果对作为语言交流对象的存在及语言刺激本身的关心不够，其语言发育必然会受到影响。自闭症的儿童即是这一情况的典型病例。其行为方面的特征是视线不合，即使招呼他也无反应，专注于某一事物及保持某种行为（保持同一行为的欲望）等。在语言症状方面，有反响语言（模仿语言）及与场合不符的自言自语，人称代词的混乱使用，没有抑扬顿挫的单调讲话方式，等等。

3. 智力发育迟缓（精神发育迟缓） 精神发育迟缓在语言发育迟缓中所占的比例最大，其定义为：在发育期间整体智能较正常平均水平显著降低，并伴有适应性行为障碍。如先天性的 21－三体综合征。

精神发育迟缓的诊断标准：

（1）智能低下，比正常平均水平低两个标准差以上，IQ 的值不足 70。

（2）存在实际年龄应有的适应性行为障碍。

（3）在发育期出现（18 岁以下）。

语言症状方面，患者对语言的接收和表达能力均较实际年龄迟缓，在学习过程中，语言的接收（理解）迟缓，结果语言的发出（表达）迟缓。另外，模仿语言等语言症状在精神发育迟缓中也可见到。在行为方面，易伴有多动、注意力不集中等异常行为。

4. 受语言学习限定的特异性障碍

（1）发育性运动失语：即语言的接收（理解）能力与年龄相符但语言表达障碍。这样的病例预后良好，比如，即使在 3 周岁时完全没有自发语言，到 6 岁时也多能达到正常儿童的语言水平。

（2）发育性感觉性失语：与成人和儿童获得性失语不同，发育性感觉性失语是指先天大脑病变所致的语言理解和表达极度发育迟缓。这样的病例，语言发育的预后不理想。最近发现在局限于颞叶的颅内感染及抽搐性疾病可引起这样的语言症状。

5. 构音器官的异常　构音器官异常是指以脑性瘫痪为代表的运动障碍及以腭裂为代表的构音器官结构的异常等。这些因素单独或同时存在会引起语言发育迟缓。

6. 语言环境的脱离　在儿童发育的早期被剥夺或脱离语言环境可以导致语言发育障碍。如长期完全被隔离的儿童脱离语言环境而致语言发育迟缓。现已证实缺乏适宜的语言环境将影响正常的语言发育过程。

二、语言发育迟缓的表现

（1）过了说话的年龄仍不会说话。

（2）说话晚或很晚。

（3）开始说话后，比别的正常孩子发展慢或出现停滞。

（4）虽然会说话，语言技能较低。

（5）语言应用方面，词汇和语法的应用均低于同龄儿童。

（6）只会用单词交流，不会用句子表达。

（7）交流技能低。口吃，音准差。

（8）回答问题反应差。

（9）语言理解困难和遵循指令困难。

语言发育迟缓大多是由于大脑功能发育不全或功能障碍所致，所以除了语言的问题以外，还多伴有其他问题，如不愿与他人交流，智力低下，部分患儿还存在注意力不集中、乱扔东西、与别人缺少目光接触、烦躁、多动、不合群，甚至自伤和他伤等异常行为。

第二节　儿童语言发育迟缓的康复评定

一、儿童语言发育迟缓评定的目的

（1）发现和确定患儿是否存在语言发育迟缓。

（2）语言发育迟缓属于哪一种类型。

（3）患儿的语言能力与正常儿童相比处于哪个阶段。

（4）评价的结果将作为制订训练计划的依据，也是研究语言发育迟缓的重要资料。

有些儿童在初诊时由于注意力很差、不能很好地配合评价等，初诊时只进行初期的评价，在训练过程中进一步密切观察患儿表现，最后完成评价。在训练过程中，患儿的语言会发生变化或取得不同程度的改善，因此，必须进行再评价，为进一步的训练和调整计划提供依据。

二、儿童语言发育迟缓的评价流程与内容

（一）评价流程

儿童语言发育迟缓的评价涉及多学科、多专业的知识，基本的评价诊断、流程如图3－1所示。

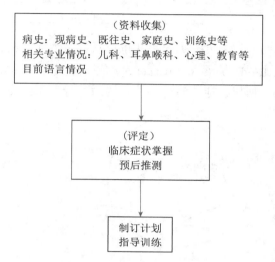

图3－1　语言发育迟缓评价流程

（二）评价内容

1. 病史采集　病史采集非常重要，病史资料主要通过问诊从家长或看护人员中获得，了解与儿童语言发育迟缓相关的情况，包括现病史、既往史、家族史等。

（1）现病史：要尽量详细询问患儿童原发病的情况以及进展情况，病情程度，发病后对语言的影响和语言发展速度，是否接受过语言相关的检查、治疗、训练和效果等。

（2）既往史：主要记录儿童出生时的有关情况，如是否足月出生、分娩方式、胎次、产次、出生时的体质量、生后有无窒息和黄疸情况等，必要时还要详细询问母亲怀孕、妊娠的情况。要询问患儿的发育情况，重要发育指标包括患儿抬头、坐、爬、叫爸爸和妈妈的月龄或年龄，儿童出生后由谁抚养以及关系等。了解患儿的语言环境是否良好。询问儿童的生活是否规律，平时的兴趣和是否有特殊的爱好，某一阶段患儿的性格是否有较大的转变和表现等。

（3）家族史：主要询问家庭成员中是否与患儿类似表现，父母及亲属是否有遗传病史，父母及看护者的文化程度，以及与患儿的关系和语言环境情况。

（4）康复治疗及训练史：患儿来医院以前是否接受过针对性的康复治疗和训练，什么样的治疗或训练，治疗时间和效果。

以上内容对于正确评价患儿的语言情况，推测预后以及采取哪种训练方式是很重要的，为了方便检查，可以将需要了解的主要内容制成表格，这样既省时间，又不易遗漏重要资料。

另外，还要尽量了解相关专业和学科的情况，比如儿童整体的发育情况，吞咽和咀嚼能力的发展，是否有吞咽困难；听力情况，是否曾经检测过听力和结果等；另外，心理方面要注意儿童的性格特点、情绪变化、注意力、社会适应性能力发展、智力等。

2. 儿童语言发育迟缓评价

语言行为的评定：一般从语法规则、语意学、语用论三个方面进行。在语言发育迟缓 S－S 评价法（Sign－Significate relations）中，这些分别被称为符号形式－指示内容关系、基础性过程、交流态度（表3－1，图3－2）。

表3－1　语言行为的三方面

语言行为的侧面	内容
语言行为的基础	（辨别、记忆、产生、范畴化等）
语言行为的构造形式	（符号形式－指示内容关系）
语言行为的功能	（交流态度）

语言行为含有三个方面，故对语言发育迟缓患儿也可从这三方面进行评价。语言发育迟缓的性质不只是言语（Speech）障碍，更主要的是语言（Language）障碍，很多儿童还伴有智力障碍和人际关系障碍，不少儿童还具有行为障碍。所以，应该对这些儿童的语言行为和相关活动进行综合评价。

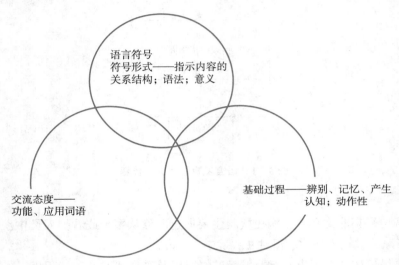

图3－2　语言行为三方面的关系

3. 其他相关检查

（1）听力检查。

（2）皮博迪图片词汇检查（Peabody Picture Vocabulary Test，PPVT）。

（3）伊力诺斯心理语言能力测验（Illinois Test of Psycholinguistic Abilities，ITPA）。

（4）韦氏学龄前儿童智力量表（WPPSI）。

（5）韦氏学龄儿童智力检查修订版（WISC－R）。

（6）构音障碍检查。

（二）适应年龄和适应证

各种原因所引起的语言发育迟缓，原则上针对1～6岁半的语言发育迟缓儿童，有些儿童已超出此年龄段，但其语言发展的现状如不超出此年龄段水平，也可作为适应年龄应用。另外，学龄前的儿童获得性失语症也可以参考应用。不适合听力障碍为原因的语言障碍。

1. 语言发育迟缓的评定方法　检查内容包括符号形式与指示内容关系、基础性过程、交流态度三个方面进行综合评价。但以语言符号－指示内容关系评价为核心，后者的比较标准分为5个阶段（表3－2）。将评价结果与正常儿童年龄水平相比较，即可发现语言发育迟缓儿童。

（1）阶段1：此为对事物、事物状态理解困难的阶段。此阶段语言尚未获得，并且对事物、事物状态的概念尚未形成，对外界的认识尚处于未分化阶段。对物品的抓握、舔咬、摇动、敲打，一般为无目的性。例如，拿起铅笔不能够做书写操作而放到嘴里舔咬。另外，对于自己的要求不能用某种手段来表现，这个阶段的儿童，常可见到身体左右摇晃、摇摆、旋转等，以及正在干什么突然停住、拍手或将唾液抹到地上、手上等反复的自我刺激行为。

（2）阶段2：此为形成事物基本概念的阶段。虽然也是语言未获得阶段，但是与阶段1不同的是能够根据常用物品的用途大致进行操作，对于事物的状况也能够理解，对事物开始概念化。此时可以将人领到物品面前，向他人表示自己的要求。一般认为在阶段2又包括从初级水平到高级的水平。因此，在阶段2中设定了3个亚项：①阶段2-1，事物功能性操作；②阶段2-2，匹配；③阶段2-3，选择。其中匹配与选择都是利用示范项进行操作，因为检查顺序不同，对儿童来说意义也不同。

（3）阶段3：此阶段为事物的符号阶段，符号形式与指示内容关系开始分化。语言符号大致分为两个阶段，即具有限定性的象征性符号，也就是手势语阶段（阶段3-1，手势符号阶段）和语言符号阶段（阶段3-2，又分为幼儿语阶段及成人语阶段）。阶段3-1可以通过他人的手势开始理解意思，还可以用手势向他人表示要求等。阶段3-2是将语言符号与事物相联系的阶段。但是事物的名称并不都能同时用手势语、幼儿语、成人语来表达。

（4）阶段4：此阶段为组句、语言规则（非可逆态）阶段。本阶段能将某事物、事态用2~3个词组和连成句子表达。又将两词句和三词句分成两个阶段。阶段4-1，两词句阶段：开始学习用2个词组合起来表现事物、事态的阶段。儿童在此阶段能够理解或表达的两个词句有各种各样，在本检查法中仅举了四种形式即："属性（大、小）+事物""属性（颜色）+事物""主语+宾语""谓语+宾语"。阶段4-2，三词句：此阶段与阶段4-1同样，但考虑到句子的多样化，在此仅限定两种形式。即"属性（大小）+属性（颜色）+事物"，例如，大红帽子、小黄鞋等；"主语+谓语+宾语"，例如：妈妈吃苹果。另外，在阶段5中也有三词句，但有所不同，阶段4的句型是非可逆句，主语与宾语不能颠倒，如"妈妈吃苹果"，而不能为"苹果吃妈妈"。

（5）阶段5：能够理解词句表现的事态，但是与阶段4-2的三词句不同的是所表现的情况为可逆。阶段5-1为主动语态，如"乌龟追小鸡"。阶段5-2为被动态，此阶段中要求能理解事情与语法规则的关系，如"小鸡被乌龟追"等。

四、儿童语言发育迟缓的评价总结、诊断和分类

评定总结和诊断检查结束后，要对检查结果和问诊情况进行分析、综合各种信息。如对磁共振成像、CT结果等进行评价、诊断。S-S法检查结果显示的阶段要与实际年龄语言水平阶段进行比较，如低于相应阶段，可诊断为语言发育迟缓。各阶段与年龄的关系（表3-2）。

表3-2 符号形式—指示内容的关系及年龄可通过阶段

年龄	阶段	内容
1.5~2岁	3-2	言语符号
2~2.5岁	4-1	主谓+动宾
2.5~3.5岁	4-2	主谓宾
3.5~5岁	5-1	语序规则
5~6.5岁	5-2	被动语态

（1）按交流态度分类：分为两群：Ⅰ群，交流态度良好；Ⅱ群，交流态度不良。

（2）按语言符号与指示内容的关系分群：原则上适用于实际年龄3岁以上儿童。分为A、B、C三个

群。但是要注意到这种分群并不是固定不变的，随着语言的发展，有的从某一症状群向其他的症状群过渡。

根据语言符号与指示内容的相关的检查和操作性课题（基础性过程）的完成情况相比较，将以上的A和C群又分为6个亚群。

A群：语言符号尚未掌握，符号与指示内容关系的检查在阶段3－1以下，不能理解口语中的名词。

A群a：操作性课题与符号形式与指示内容的相关检查均落后于实足年龄。

A群b：操作性课题好于符号形式与指示内容的相关检查。

B群：无亚群，但应具备以下条件和语言表达困难条件：①实足年龄在4岁以上；②词句理解在阶段4－1以上；③一般可以用数词表达；④语言模仿不可，或有波动性；⑤上述②~④的状态，持续1年以上；⑥无明显的运动功能障碍。

C群：语言发育落后于实际年龄，条件为语言符号与指示内容相关检查在阶段3－2亚项分类。

C群a：动作性课题和语言符号与指示内容相关的理解和表达全面落后。

动作性课题＝语言符号的理解＝表达

C群b：动作性课题好于语言符号与指示内容的相关情况。

动作性课题＞语言符号的理解＝表达

C群c：语言符号的理解好于表达，操作性课题检查基本与语言符号理解相当。

动作性课题＝语言符号的理解＞表达

C群d：语言符号表达尚可，但理解不好，此亚群多见于孤独症或有孤独倾向的儿童。

第三节　语言发育迟缓训练概论

一、训练原则

（一）以所评定的语言发育状况为训练的出发点

根据患儿的语言发育评定结果来制定相应的训练目标、方法和训练内容。注意以下两点：①在同一阶段内横向扩展，即患儿通过学习已掌握了某一阶段的部分内容，则可以学习这一阶段的其他尚未掌握的内容，并以此为基础逐渐扩展本阶段的学习内容；②向下一阶段水平纵向上升，如果横向扩展训练患儿已经完成并达到目标，则训练转向以提高下一阶段的能力为目标。

（二）训练是一个动态且持续进行的过程

训练并不限于在治疗室或教室内进行，只要有人际互动时，任何人、任何时间、地点均可进行；否则训练效果只会局限在训练场所，所得到的训练效果就较难保持。

（三）训练是双向的过程

治疗师通过示范及扩展儿童的反应，促发儿童学习；另一方面，应创造条件让儿童在开放而包容的环境中主动使用、练习新的语言形式。

（四）家庭在语言训练过程中占有重要的地位

父母应在儿童语言训练过程中应是主要的参与者，应鼓励指导其把儿童的语言训练结合到日常生活活动中，使患儿能在日常生活中应用。

（五）训练应因人施教

目前，还没有一套适合所有儿童的训练方法，语言异常的儿童，每人有自己的特点，训练计划与方法也有所不同，因人而异。

二、训练目标

训练的最佳目标是希望患儿语言发育能达到正常水平，但通常却因儿童的情况不同而目标有别，一般认为可有三种目标：

（1）改变或消除儿童的基本缺陷，使之达到正常水平。

（2）改善儿童的异常情况，根据患儿在语言学上的基本缺陷，教会其特别的语言行为，使其尽量正常化。

（3）根据儿童的能力，提供补偿性的策略来学习语言及沟通技能。

三、语言发育迟缓训练方法

（一）注意力的训练

注意力和记忆力的训练在语言发育迟缓儿童的语言训练中是必不可少的，其直接影响训练的效果。

1. 听说注意训练　充分利用儿童的听力感知觉，完成对外界听觉刺激的训练目标。可采用带有声音的各种玩具、教具，如带有声音的仿真水果、蔬菜、小动物等。

2. 视觉注意训练　利用儿童的视觉敏感与视觉观察，完成对环境观察与事物变化的视觉训练目标。可使用彩色小球做视觉追踪训练，照镜子游戏，钓鱼游戏，穿珠游戏等。

3. 触觉注意训练　要求儿童触摸物品或玩具以完成对于事物变化的过程。例如，把积木从一个容器拿到另一个容器，模仿玩智力箱、套环游戏，搭积木等。

4. 注意的保持与记忆训练　通过游戏完成记忆与记忆的转化训练，例如，放图形游戏、认颜色游戏、找物游戏等。

（二）交流态度与交流能力的训练

（1）语言前阶段水平的语言发育迟缓儿童，治疗师可采用快乐反应来进行抚爱行为形成的训练。如举高、团团转、逗笑、吹气等游戏导向儿童表现快乐反应的活动，此活动中治疗师要努力和孩子发生对视。

（2）单词水平阶段的语言发育迟缓儿童，治疗师可用容易引起儿童兴趣的玩具，让其能很快理解操作和结果，如鼓槌敲鼓、将小球放入小孔内等。

（3）语句水平阶段的语言发育迟缓儿童，尤其要在游戏和日常生活中，交换使用身体动作或音声符号来表达自己的要求。如利用系列性图片轮流看图说话、复述故事、故事接龙及角色扮演等活动。注意常与儿童保持眼神接触和微笑，取得儿童的注意再说话。当儿童使用新的语句时，应及时给予鼓励，并用鼓励代替矫正，促进沟通和语言的学习。还可通过互换游戏完成交往训练，例如，游戏、模拟超市购物。

（三）语言符号与指示内容关系的训练

1. 第一阶段训练　本阶段的儿童对外界的刺激感知觉反应不敏感，为此，在训练中通过儿童的视觉、听觉、触觉和动作结合玩具和教具充分吸引儿童，来完成训练目标。

事物的基础性操作：主要是刺激儿童对外界的事物进行某种操作而引起变化的过程。从触摸、抓握等单一的操作发展到敲、拿和放置等复杂的操作，训练可利用各种玩具，如积木、套环、鼓、智力屋、玩具电话等。最初可用帮助的手法，逐渐能让儿童对事物能做出相应的用途性操作。

2. 第二阶段的训练　本阶段的儿童虽还没获得语言，但对于事物状况已能理解，对事物已经有概念。例如，将人领到物品前，向他人表示自己的要求。

1）事物基础概念的训练：通过模仿让儿童懂得身边日常用品的用途。例如，出门戴帽子，穿鞋，用杯子喝水，打电话等。训练应与家庭指导同时进行，达到训练内容在生活中的泛化。

2）匹配训练：将两个以上物品放到合适的位置，例如，把帽子戴在头上，把牙刷放到嘴里，把两个相同的图片放在一起等。

3）选择训练：以功能特性为基础的操作性课题，即认识事物的特性和用途，建立事物类别的概念。如呈现1个示范项，给儿童2个以上选择项物品，针对示范项，让儿童在选择项中选出合适的物品。

3. 第三阶段的训练　本阶段是儿童对事物的符号的形成阶段。训练顺序应为：符号形式获得→语言理解→语言表达。

1）手势符号的训练：适用于语言符号的理解与表达尚未获得的儿童，或语言符号理解尚可，但表达不能完成的儿童。①情景手势符号的训练。采用日常的情景及游戏促进和强化，如在与别人分别时，挥挥手表示"再见"，起初是由治疗师或家长帮助，后逐渐进入自发产生阶段完成；又如朋友见面握握手表示"你好"，等等；②事物和物品之间关系的手势符号训练。利用仿真娃娃训练事物与物品的对应关系，如把仿真的玩具娃娃放于被训练儿童的面前，将帽子、袜子、手套放于娃娃面前；完成后治疗师拍打玩具娃娃的头部再拍打自己的头部，然后说"帽帽"，帮助或诱导儿童选择帽子。训练中必须让儿童充分注意手势符号的存在；再过渡到儿童单独根据治疗师的手势符号进行选择。袜子，手套同样方法进行；③手势符号促进语言符号的训练。利用日常生活中出现的场景或治疗室设置的场景、结合儿童的行为，治疗师既给予语言刺激同时给予手势符号，并让儿童模仿其手势符号并将此手势符号固定下来作为此行为及要求的手势符号。也可利用手势符号作为媒介进行短句练习，如"扔掉废纸"，治疗师拿着废纸走到纸篓前将其扔掉，然后可让儿童模仿，将此短句的顺序固定下来，又如"坐下""手放下""拍手"等。

2）语言符号的理解训练：开始可在儿童面前放2～3种物品的图片，治疗师说出物品的名称，请儿童选择，采取用手指指认或用手拿起图卡，来进行听理解训练；然后根据儿童进步的情况（注意与记忆）来增加训练图片的数目3～4或6～9种，从而增加训练的难度；同时，可采用互动游戏进行。

3）扩大词汇量的训练：包括名词、动词、形容词的分化与扩大训练。如学习动词"坐"。①儿童游戏时，治疗师可在旁做体态语符号（坐在椅子上）和说成人语"坐"让儿童模仿体态语并引导语言表达；②治疗师做"坐"的体态语，把椅子放于儿童面前；③治疗师发出成人语"坐"，并训练儿童用体态语来表达；④治疗师做体态语，并询问"我在干什么呀"，鼓励儿童用语言表达。⑤反复训练，鼓励儿童在日常的生活中用语言（成人语）来表达要求。

4. 第四阶段的训练　此阶段的儿童是在扩大词汇量的基础上，学习内容从名词到动词、形容词、量词、代词、介词等；同时，把学过的词汇组成语句，从不完整的主谓结构、动宾结构发展到主谓宾结构及简单的修饰语句等形式的训练。两词句的语句训练，例如训练"大小＋事物"，可选用不同大小的鞋和帽子的图片各5张进行训练：①在儿童面前放同一事物同一颜色不同大小的两张图片，治疗师问："哪个是大的帽子？""哪个是小的帽子？"让儿童选择，以确定儿童理解语句的能力；②并列摆放相同颜色不同大小的鞋和帽子的四张图片作为示范图，用"大的鞋""小的帽子"等的语言刺激，让儿童选择相应的图片；③互动游戏：治疗师与儿童交换位置，儿童用语言发出指令，治疗师选择相应的图片。三词句的语句训练，例如，"哥哥吃西瓜"训练中注意训练语法规则，不能表达成"西瓜吃哥哥"。训练方法综上所述，词句的图卡理解训练可从1/4单位选择逐渐过渡至1/8单位选择，并注意图片放置的顺序。

5. 第五阶段的训练　此阶段的儿童主要学习语句的顺序关系与规则，语句的逻辑关系能力的训练。语句形式：①谁追谁；②谁被谁追。例如，句子"小兔追乌龟"：①在儿童面前放一张"小兔追乌龟"的大图卡，让儿童注意观察大图卡中动物位置关系；②治疗师将小图按"小兔"＋"乌龟"的顺序从左到右排列，并让儿童注意小动物各自的位置；然后让儿童练习排列顺序；③训练儿童口语表达句子。在训练中可多采用有连词、介词等的句子，并鼓励儿童在日常生活中应用已学会的句子，综合练习可用从易到难的看图说话图卡训练。

（四）文字训练

听、说、读、写都属于语言治疗的范畴。健康儿童的文字学习是在全面掌握了语言基础上再进行的，但对于语言发育迟缓的儿童在语言学习困难时，将文字符号作为语言学习的媒介是值得推荐的，另外还可以作为语言的代偿手段完成信息的交流与传递，因此，文字学习的导入可根据具体情况、具体病例进行。

1. 文字字形的辨别训练

（1）辨别几何图形：作为基础学习，必须先能够辨别各种图形（10 种以上），用形状积木训练完成。

（2）单字字形的辨别：让儿童先学习单个文字，如从数个文字中选出制定好的某个文字。最初可选择相似性低的文字，逐渐向相似性高的文字发展。

（3）单词水平的辨别：最初选择字形及字数相似性低的单词训练，让其先看字样，然后从两个字样的单词中选出某个单词，逐渐再进行相似性高的文字辨别训练。如，小 – 小羊 – 毛巾。

2. 文字符号与字意的结合训练

（1）字 – 字匹配训练：给儿童一张文字图片，桌面放数张文字图卡，要求儿童将所拿文字图片与桌面上文字图片进行匹配。

（2）字 – 图选择训练：给儿童数张文字图片，桌面放一张与数张文字有相应图案的图卡（示范项），进行文字的选择。

（3）字 – 图匹配训练：给儿童一张事物图片，桌面放数张文字图片，将事物图片与文字图上进行匹配。

3. 文字符号与音声符号的结合训练　在儿童面前放数张文字图卡，治疗师用音声语言说，让儿童指出相应的字词。再进一步，让儿童指着图卡的每一个文字与治疗师一同朗读，促进音声语言的表达。

（五）家庭环境调整

儿童语言的发育是与语言环境和家庭环境密不可分的。儿童出生后，妈妈在养育他的同时不停地丰富自然声音，并将这些自然声音变成有意义的刺激；妈妈不断用视觉、听觉、触觉等去刺激他；儿童也会用自己的方式来向妈妈传达信息。因此，儿童在语言未发育之前，很多语言运用的基础已在家庭的环境中得以实现和发展。如果儿童脱离了后天的语言环境，其语言的发育就会受到很大的影响，这种影响可能会影响其一生，甚至终生无法像正常人一样获得语言，典型的例子，如辽宁省的"猪孩"王显凤。语言发育迟缓儿童语言的发展，单纯依靠语言训练是达不到预期效果的，语言训练的内容必须在语言环境中实践，因此，家庭的养育环境也是非常重要的。改善和调整儿童的家庭语言环境的主要方法有：

（1）建立良好的家庭人际关系，让儿童生活在和谐、温暖，健康的家庭环境中。

（2）培养儿童良好的兴趣，养成儿童良好习惯，而不是用哭闹等手段来达到一定的目的。

（3）采用适当的教育方法，发现儿童语言有问题时，可早诊断，早治疗。谨防儿童出现相关的心理问题。

（4）帮助改善交往态度、社会关系和行为习惯。

（六）游戏疗法

游戏治疗使语言发育迟缓儿童表现出较多有利于社会交往的行为，提高与他人交往的主动性，学习一些基本的社会交往技巧。该治疗在资源教室进行，每周进行 1~2 次，每次 30min，2 个月共进行 9 次。治疗者在进行游戏治疗前，全程跟踪观察孩子一周，时间从孩子上午进幼儿园到下午离开幼儿园，而且与孩子一同游戏。治疗时应注意以下几点：①良好的咨访关系对游戏治疗取得成效具有重要意义，在第3次游戏治疗时，孩子就已经和治疗者建立了良好的咨访关系，能够很快地接受治疗者的引导；②角色游戏是虚构性和真实性的独特结合，对改善孩子社会交往具有突出的作用；③选择固定的时间对游戏治疗有重要影响，治疗中要有严格的时间表，在固定时间内，做这一时间内应做的事；④相对固定的游戏伙伴有助于团体游戏治疗的进行；⑤有效的治疗技术是游戏治疗实施的有效保障，应用心理治疗中的共情技术使孩子感受到了治疗者的接纳和关心。

四、语言发育迟缓治疗的注意事项

（1）进行一对一训练时，应在安静、宽敞、安全、充满儿童喜爱气氛的训练室中进行。

（2）集体训练可以在训练室内或室外进行，但要根据训练课题的要求选择合适的场地。

（3）使用的物品尽量放在治疗师手边，以方便完成课题内容。

（4）在训练时最好详细记录训练经过，及时检测训练计划的可行性、训练课题的难易度，及时改变刺激的条件、施行数目，以便尽快达到训练目标。

（5）一次的训练课题设定要注意课题项目的集中持续性，30～45min设置2～3个训练课题为宜，每个课题施行数目在5～10次，水平较低、病情较重的儿童施行数目可增加。

（6）根据儿童的言语发育水平、特点，对其语言、行为等以直接介入、直接训练为主。要注意评价结果和训练程序的一贯性，注意语言的三侧面（即形式性侧面－符号形式－指示内容关系、内容性侧面－基础性过程、功能性侧面－交流态度）。

第四章　构音障碍

学习目标

1. 掌握：构音障碍的定义及治疗方法。
2. 熟悉：构音障碍的分类、言语症状及评定方法。
3. 了解：构音障碍的常见病因及评定程序。

第一节　概　述

一、构音障碍的定义

正常的构音是指自肺产生的气流经过声带的振动后，经由唇、舌、牙齿、上颚、咽喉等构音器官的摩擦或者阻断等动作发出语音的过程。

构音障碍是由于神经肌肉病变，导致与言语有关的肌肉麻痹、收缩力减弱或运动不协调所致的言语障碍。不包括由于失语症、儿童语言发育迟滞、听力障碍所致的发音异常。主要表现为发音共鸣、韵律等方面的异常，具体表现在发声困难，发音不准，咬字不清，音响、音调语速、节律等异常和鼻音过重等言语听觉特征的改变。构音障碍仅表现为言语输出最后阶段的障碍，词义和语法一般正常。构音障碍可以单独发生，也可以与其他障碍同时存在，如构音障碍合并失语症的部分患者伴有咀嚼、吞咽和控制流涎困难。

构音障碍的患者具有言语交流所必需的言语符号系统含有言语的形成、理解能力，但因神经肌肉病变等，不能形成清晰的言语，而影响言语交流。

二、构音障碍的常见病因

构音障碍临床上极为常见，可见于脑血管意外、脑肿瘤、脑瘫、肌萎缩型侧索硬化症、重症肌无力、小脑损伤、帕金森病、多发性硬化等。也有学者认为构音障碍的发生与个体成长所处的音语环境复杂有关，比如在言语形成阶段被多语种、多方言干扰等。

三、构音障碍的分类及言语症状

（一）运动性构音障碍

运动性构音障碍又称中枢性构音障碍，是指由于参与构音的器官（肺、声带、软腭、舌、下颌、口唇）的肌肉系统及神经系统的疾病所致的运动功能障碍，如言语肌肉麻痹、收缩力减弱和运动不协调等。运动性构音障碍根据神经解剖和言语声学特点分为七种类型（表4-1）。

表 4-1　运动性构音障碍分类

分类	常见病因	言语症状
1. 痉挛型构音障碍	（中枢性运动障碍）脑血管病、假性延髓性麻痹、脑瘫、脑外伤、脑肿瘤、多发性硬化	说话缓慢费力、发音不准、鼻音过重，缺乏音量控制，语音语调单调，元音和辅音歪曲，鼻音过重，伴有话语短和面部表情改变
2. 迟缓型构音障碍	（周围性运动障碍）脑神经麻痹、延髓肌肉萎缩、进行性肌营养不良、外伤、感染、循环障碍、代谢和变性性疾病	不适宜的停顿，气息音，辅音错误，鼻音弱，低音量
3. 运动失调型构音障碍	（小脑系统障碍）肿瘤、多发性硬化、乙醇中毒、外伤	元音辅音歪曲，主要以韵律失常为主，声音的高低强弱呆板震颤，初始发音困难，声音大，重音和语调异常，发音中断明显
4. 运动过强型构音障碍	（锥体外系障碍）舞蹈症，肌阵挛，手足徐动	元音、辅音歪曲，失重音，不适宜的停顿，费力音，发音强弱急剧变化，鼻音过重
5. 运动过弱型构音障碍	（锥体外系障碍）帕金森病	发音为单一音量、单一音调、重音减少，有呼吸音或失声现象
6. 混合型构音障碍	（运动系统多重障碍）肌萎缩性侧索硬化症、多发性硬化、威尔森病	①肌萎缩性侧索硬化症主要表现为鼻音化构音、气息音、言语速度减慢、舌的力量降低、音节的重复速度减慢；②多发性硬化主要表现为音量控制失常嗓音嘶哑费力不适宜的音量控制、发音歪曲不同程度的鼻音化构音重音过强或语调平直；③威尔森病主要表现为音量单一、音调单一、不适宜的停顿、发音急促和费力，鼻音化构音、辅音歪曲、言语速度减慢
7. 单侧上运动神经元损伤型构音障碍	大脑单侧上运动神经元损伤	辅音发音不清，不规则的发音停顿，语速慢，粗糙或费力音，轻度鼻音化，部分语速快，过度重音或缺少重音变化，音量变低，部分严重病例合并失语症，失用症

（二）器质性构音障碍

器质性构音障碍是由于构音器官的形态异常导致功能异常而出现的构音障碍。造成构音障碍形态异常的原因有：①先天性唇腭裂；②先天性面裂；③齿裂咬合异常；④外伤致构音器官形态及功能异常；⑤神经疾患致构音器官麻痹；⑥先天性颚咽闭合不全；⑦巨舌症，其中最具代表性的为唇腭裂。

器质性构音障碍的言语症状见表 4-2 所列。

表 4-2　器质性构音障碍主要言语症状表

分　类	语言特点	检查音
声门爆破音	语音清晰度低，在发某些销音时，声音似从明眼部硬挤出，发 [ka] 时，只能听到 [a]	[pa]、[ta]、[ka]、[chi]、[c]
喉摩擦音	发音时舌根和咽喉摩擦而形成，无舌尖运动不明显	[s]、[ci]、[t]、[d]
喉咙爆破音	语音清晰度低，发音几乎是通过舌根和咽后壁的闭锁和开放来完成	[k]、[g]
腭化构音	发音时患者舌背呈卷曲状，摩擦音，鼻音等可出现腭化构音，发"猜一猜"等语句时常听到异常语音	[k]、[g]、[c]
侧化构音	气流从患者口腔的一侧或两侧流出，如把 [ki] 发成 [gi]，并听到气流杂音	[i]、[sa]、[za]、[j]
鼻腔构音	发音时构音点再鼻腔，把 [gu] 发成 [ku]。在发音时堵住鼻孔，就难以发出声音	[i]、[u]

（三）功能性构音障碍

功能性构音障碍，构音错误已固定化，但找不到原因。构音器官无形态异常和运动功能异常，听力水平正常，言语发育已达到 4 岁以上水平。功能性构音障碍可能与音语的听觉分别、语音分辨能力认知因素有关，大多数病例通过构音训练可痊愈。功能性构音障碍的言语症状如下：

（1）在正常言语发音中见到的构音错误，如 ［k］－［t］、［g］－［d］等位置替代。

（2）［zh］、［ch］、［sh］发成［z］、［c］、［s］，例如把"知"发成"滋"，"吃"发成"次"，"是"发成"四"。

（3）声号的母的歪曲、省略。

（4）鼻腔构音：用舌背闭锁口腔，从鼻腔发出气流和声音，如［i］、［u］等。

构音障碍的病情取决于神经病学状态和进展情况，言语肌群运动的速度、力量、范围、方向和协调性是患者音语是否清晰的关键。双侧皮质下和脑干损伤、退行性疾病，如肌萎缩型侧索硬化等预后最差。脑瘫患者如有频繁的吞咽困难和发音不良，预后亦较差。如果言语肌群严重受损，不能产生任何可被理解的语音，这种障碍称作讷吃，这种患者用言语进行交流十分困难。

第二节　构音障碍的康复评定

构音障碍评定的方法种类较多，本节主要采用中国康复中心构音障碍评定法，此方法由两部分组成：一部分是构音器官检查，包括呼吸、喉、面部、口、硬腭舌、下颌、反射等功能检查；另一部分是构音评定，包括会话、单词检查、音节复述检查、文章水平检查和构音类似运动检查。该方法对评定构音障碍的有无程度、分类和治疗有明显的指导意义。

一、构音器官检查

构音器官检查开始前，应向患者解释检查目的，按构音器官检查记录表（表 4 - 3）和构音器官检查方法要求进行（表 4 - 4）。

表 4 - 3　构音器官检查记录表

Ⅰ　呼吸

1. 呼吸类型：胸腹_____　胸_____　腹_____　　2. 呼吸次数/min　3. 最长呼气时间_____s

4. 快呼吸：能_____　　不能_____

Ⅱ　喉功能

1. 最长发音时间_____s

2. 音质、音调、音量

a. 音质异常	b. 正常音调_____	c. 正常音量_____	d. 总体程度 0 1 2 3
嘶　哑_____	异常高调_____	异常音量_____	气息声　0 1 2 3
震　颤_____	异常低调_____	异常过低_____	无力声　0 1 2 3
			粗糙声　0 1 2 3
			费力声　0 1 2 3

e. 吸气时发声

3. 音调、音量匹配

a. 正常音调_____　　　　单一音量_____

b. 正常音量_____　　　　单一音调_____

Ⅲ 面部

a. 对称_____ 不对称_____   b. 麻痹（R/L）_____   c. 痉挛（R/L）_____   d. 眼睑下垂（R/L）_____

e. 口角下垂（R/L）_____   f. 流涎_____   g. 怪相_____ 扭曲_____ 抽搐_____

h. 面具脸_____   i. 口式呼吸_____

Ⅳ 口部肌肉

1. 噘嘴   2. 呲嘴   3. 示齿   4. 唇力度

a. 缩拢范围正常_____ 缩拢范围异常_____   a. 力量正常_____ 力量减低_____

a. 范围正常_____ 范围缩小_____   a. 正常_____ 减弱_____

b. 对称缩拢_____ 不对称缩拢_____   b. 口角对称_____ 口角不对称_____

Ⅴ 硬腭

a. 腭弓正常_____ 高窄腭弓_____   b. 新生物_____   c. 黏膜下腭裂_____

Ⅵ 腭咽机制

1. 大体观察

a. 正常软腭高度_____ 软腭下垂（L/R）_____   b. 分叉悬雍垂（L/R）_____

c. 正常扁桃腺_____ 肥大扁桃腺_____   d. 节律性波动_____ 痉挛_____

2. 软腭运动

a. 中线对称_____   b. 正常范围_____ 范围受限_____

c. 鼻漏气_____   d. 高鼻腔共鸣_____ 低鼻腔共鸣_____ 鼻喷气声_____

3. 鼓颊

a. 鼻漏气_____ 口漏气_____

4. 吹

a. 鼻漏气_____ 口漏气_____

Ⅶ 舌

1. 外伸

a. 正常外伸_____ 偏移（L/R）_____   b. 长度正常_____ 外伸减少_____

c. 灵活_____

2. 舌灵活度

a. 正常速度_____ 速度减慢_____   b. 正常范围_____ 范围减少_____ 笨拙_____

3. 舔唇左右侧

a. 充分_____ 不充分_____ 扭曲_____

Ⅷ 下颌

1. 颌张开闭合

a. 正常下拉_____ 异常下拉_____   b. 正常上抬_____ 异常上抬_____

c. 不平稳扭曲_____ 或张力障碍性运动_____   d. 下颌关节杂音_____ 膨出运动_____

2. 咀嚼范围

a. 正常范围_____ 减少_____

Ⅸ 反射

1. 角膜反射_____   2. 下颌反射_____   3. 眼轮匝肌反射_____

4. 呕吐反射_____   5. 缩舌反射_____   6. 口轮匝肌反射_____

表4-4 评定结果

评定项目	构音器官-肺	构音器官-喉	构音器官-面部	构音器官-口肌	构音器官-舌
结果					
评定项目	构音器官-下颌	构音器官-反射			
结果					

医生签名：

表4-5　构音器官检查方法

用具	检查者指令	方法及观察要点
I 呼吸（肺）检查		
无	1. 坐正，两眼往前看	患者的衣服不要过厚，这样较易观察呼吸的类型。观察是胸式、腹式还是胸腹式。如出现笨拙、费力、肩上抬，应作描述
无	2. 平静呼吸	检查者坐在患者后面，双手放在胸和上腹两侧感觉呼吸次数。健康人16～20次/min
无	3. 深吸气后，以最慢的速度呼气	用放在胸腹的手，感觉患者是否可慢呼气及最长呼气时间，注意同时看表记录时间，呼气时发［f］、［s］
无	用最快的速度吸一口气	仍用双手放在胸腹部感觉
II 喉功能检查		
无	1. 深吸一口气，后发出"啊"音，尽量平稳发出，尽量长 2. 请合上我唱的每一个音	1. 不要暗示出专门的音调音量，按评价表上的项目评价，同时记录时间，注意软腭上提、中线位置 2. a. 正常或嘶哑，气息声、急促，费力声、粗糙声及震颤；b. 正常或异常音调，低调；c. 正常或异常音量；d. 吸气时发声 3. 随着不同强度变化发出高音和低音，评价患者是否可以合上，按表上所列项目标记
III 面部检查		
无	请你看着我	这里指的是整个脸的外观，脸的绝对对称很可能不存在，不同的神经肌肉损伤，可具有不同的面部特征 a. 正常或不对称；b. 单侧或双侧麻痹；c. 单侧或双侧口角痉挛；d. 单侧或双侧眼睑下垂；e. 单侧或双侧口角下垂；f. 流涎；g. 扭伤，抽搐，鬼脸；h. 面具脸；i. 口式呼吸
IV 口部肌肉检查		
无	1. 看着我，像我这样做（同时示范锁拢嘴唇的动作）	评价嘴唇： a. 正常或范围缩小；b. 正常或不对称
无	2. 闭紧嘴唇，像我这样（示范5次），准备、开始	评价嘴唇： 正常或接触力量下降（上下唇之间）
无	3. 像我这样龇牙（示范2次）	观察： a. 正常范围或范围减少；b. 口角对称或偏移
带绒线的纽扣	4. 请张开口，把这个纽扣含在唇后，闭紧嘴唇，看我是不是很容易地把它拉出来	把指套放在纽扣上，把它放在唇后，门牙之前，患者用嘴唇含紧纽扣后，拉紧绳，逐渐增加力量，直到纽扣被拉出或显出满意的阻力。观察唇力： a. 唇力正常；b. 唇力减弱

用具	检查者指令	方法及观察要点
V 硬腭检查		
指套、手电筒	请把头后仰，张口	把指套戴在一只手的示指上，用另一只手打开手电筒照在硬腭上，从前到后，侧面及四周进行评价，用示指沿中线轻摸硬腭，先由前到后，再由左到右。观察指动： a. 正常腭弓或高窄腭弓。b. 异常生长物。c. 皱褶是否正常。d. 黏膜下腭裂
VI 腭咽检查		
1. 手电筒	张开口	照在软腭上，在静态下评价软腭的外观及对称性。观察要点： a. 正常软腭高度或异常的软腭下垂，分叉悬雍垂；b. 正常大小，扁桃腺肥大或无腭扁桃腺；c. 节律性波动或痉挛
2. 手电筒和小镜子，或鼻息镜	再张开你的嘴，尽量平稳和尽量长得发"啊"（示范至少10s），准备，开始	照在软腭上，评价肌肉的活动，并把镜子或鼻息镜放在鼻孔下。观察要点： a. 正常中线无偏移，单侧偏移；b. 正常或运动受限；c. 鼻漏气；d. 高鼻腔共鸣；e. 低鼻腔共鸣，鼻喷气声
3. 镜子，或鼻息镜	鼓起腮，当我压迫时不让气体从口和鼻子露出	把拇指放在一侧面颊上，把中指放在另一侧面颊，然后两侧同时轻轻地施压力，把鼻息镜放在鼻孔下。观察要点： a. 鼻漏气；b. 口漏气
4. 气球和小镜子	努力去吹这个气球	当患者企图吹气球时，把镜子放在鼻孔下。观察要点： a. 鼻漏气；b. 口漏气
VII 舌检查		
无	1. 请伸出你得舌头	评价舌外伸活动： a. 正常外伸或偏移；b. 正常或外伸缩短，如有舌肌萎缩，肿物或其他异常要记录
无	2. 伸出舌，尽量快地从一侧向另一侧摆动（示范至少3s），开始	评价速度，运动状态和范围： a. 正常或速度减慢；b. 正常或范围受限；c. 灵活笨拙，扭曲或张力障碍性运动
无	3. "伸出舌，舔嘴唇外侧及上下唇"（示范至少3次）	观察要点： a. 活动充分；b. 困难或受限
VII 下颌（咀嚼肌）检查		
无	面对着我，慢慢地尽量大的张开嘴，然后像这样慢慢地闭上（示范3次）准备好，开始	把一只手的示指、中指和环指放在颞颌关节区（TMJ），评价下颌的运动是否沿中线运动或异常的下颌运动。观察指征： a. 正常或异常的下颌下拉；b. 正常或偏移的下颌上抬以及不自由的张力障碍性运动（TMJ）弹响或异常突起

用具	检查者指令	方法及观察要点
	IX 反射检查	
细棉絮	1. 患者睁眼，被检测眼球向内上方注视	用细棉絮从旁边轻触角膜，则引起眼睑急速闭合，刺激闭合为直接角膜反射，同时引起对侧眼睑闭合为间接反射： a. 被检测消失，直接反射（+）；b. 反射类型：一侧三叉神经疾患； c. 间接反射（-） 反射类型：一侧面神经麻痹
叩诊锤	2. 下颌放松，面向前方	将左手拇指轻放于下颌齿裂上，右手持叩诊槌轻叩拇指，观察其反射有无及强弱程度，轻度咬肌收缩或明显收缩为阳性无咬肌收缩为阴性
叩诊锤	3. 双眼睁开向前看	用叩诊槌轻叩眼眶，两眼轻闭或紧闭为阴性；无闭眼为阴性，左右有差异要记录
长棉棒	4. 仰起头，大张开口	用长棉棒轻触咽弓周围，呕吐反射为阳性，无呕吐反射为阴性
纱布块	5. 伸出舌	用纱布握住舌体突然向前拉舌突然后缩为阴性
叩诊锤	6. 口部放松	轻叩唇周，向同侧收缩为阳性，不收缩为阴性，需注明左（L）、右（R）

二、构音评估

构音评估是以普通话语音为标准音，结合构音类似运动对患者的各个言语水平及其异常的运动障碍进行系统评定，从而找出患者言语中存在的问题，并根据评估结果制定康复计划及评价治疗效果。

检查范围及方法如下。

（1）会话询问：会话通过询问患者的姓名、年龄、职业和发病情况等，观察患者是否可以发声、讲话，音量、音调变化是否清晰，有无气息声、粗噪声、鼻音化震颤等。一般5min左右即可，需要录音。

（2）单词检查：此项由50个单词组成，根据单词的意思制成50张图片，将图片按记录表中的顺序排好。表中的所有单词和文章等检查项目及记录均用国际音标，无法记录的要尽量用文字描述。检查时首先向患者出示图片，患者根据图片的意思命名，不能自述采用复述引出，边检在边将检查结果记录在表上，对于正确置换、省略歪曲等的标记符号和描述方法如表4-6。

表4-6 构音障碍记录方法

表达方式	判断类型	标记
自述，无构音错误	正确	○（而在正确单词上）
自述，无歪曲但有其他音代替	置换	-（画在错误音标下）
自述，省略，漏掉音	省略	/（画在省略的音标上）
自述，与目的音相似	歪曲	▲（画在歪曲的音标上）
说出哪个音节	歪曲严重、无法判断	x（而在无法分辨的音标下）
复述引出		（）（画在患者复述出的词上）

（3）音节复述检查：此表是根据普通话发音设计，共140个音节，均为常用音节。目的是在患者复述时，注意患者的异常构音运动的同时观察其发音点，发现其构音特点及规律。

方法：治疗师念一个音节，患者复述，标记方法同单词检查，同时，把患者异常的构音运动记入构音操作栏，确定发声机制。

（4）文章水平检查：通常选用一首儿歌，有阅读能力的患者自己朗读，不能读的由治疗师领读，患者复述记录方法同前。通过在限定连续的言语活动中，观察患者的音调、音量、前律、呼吸。

例如：冬天到，冬天到，北风吹，雪花飘，

小朋友们不怕冷，排起队来做早操，

伸伸臂，弯弯腰，锻炼锻炼身体好。

（5）构音类似运动检查、依照普通话的特点，选用有代表性的 15 个音的构音类似运动，如［f］(f)、［p］(b)、［p］(p)、［m］(m)、［s］(s)、［t］(d)、［1］(I)、［k］(g)、［k］(k)［x］(h) 等［注：［ ］内的为国际音标，( ) 内为汉语拼音］。

方法：治疗师示范，患者模仿，观察患者，并在结果栏标出能与不能选项。

（6）结果分析：将前面单词、音节、文章、构音运动检查发现的异常，分别记录加以分析，确定类型，共9个栏目，下面分别说明：

1）错音：是指发什么音出现错误，如［p］(b)、［p］(p)、［k］(g)。

2）错音条件：在什么条件下发成错音。

3）错误方式：所发成的错音方式异常。

4）一贯性：包括发声方法和错法。

5）发布方法：发音错误为一惯性的，以"＋"表示，非一贯性以"－"表示。

6）错法：错误方式与错音是一致的，以"＋"表示，非一贯性以"－"表示。

7）被刺激性：错误方式与错音是一致的，以"＋"表示，不一致以"－"表示。

8）构音类似运动：可以完成以"＋"表示，不能完成以"－"表示。

9）错误类型：经前面检查分析，依异常特点从当前 26 种类型构音障碍中选一项或几项相符类型填入结果分析表的错误类型栏内。

7. 总结　把患者的构音障碍特点归纳分析，结合构音运动和训练计划进行总结。常见的构音异常见表 4 -7 所列。

表 4 -7　常见的构音异常

错误类型	举例	说明
省略	布鞋［buxie］	物鞋［wuxie］
置换	背心［beixin］	费心［feixin］
歪曲	大蒜［dasuan］	类似"大"中"d"的发音，并不能确定为置换的发声
口唇化		相当数量的辅音发成 b、p、f 的音
齿背化		相当数量的音发成 z、c、s 的音
硬腭化		相当数量的音发成 zh、ch、sh 和 j、q、x 的音
齿龈化		相当数量的音发成 d、t、n 的音
送气音化	布鞋［buxie］ 大蒜［dasuan］	铺鞋［puxie］将多数不送气音发成送气音 踏蒜［tasuan］
不送气化	踏［ta］	大［da］
边音化		相当数量的音发成 l 的音
鼻音化	怕［pa］	那［na］
无声音化		发声时部分或全部音只有构音器官的运动但无声音
摩擦不充分	发［fa］	摩擦不充分而不能形成清晰的摩擦音
软腭化		齿背音，前硬腭音发成 g、k 的音

三、构音障碍的评定程序

（一）评定目的

（1）判定构音障碍的有无、种类和程度。

（2）推定原发疾病及损伤部位，评定结果可作为制定治疗计划的依据。

（二）评定顺序

评定包括构音器官评定和构音评定两部分，一般做构音器官评定，后做构音评定。

（三）评定内容

1. 构音器官的评定

（1）目的：通过构音器官的形态和粗大运动检查来确定构音器官是否存在器官异常和运动障碍。常常需要结合医学实验室检查、言语评定才能做出诊断。另外，病史、听觉和整个运动功能的检查可为准确的诊断提供依据。

（2）范围：包括肺（呼吸情况）、喉、面部、口部肌肉、硬腭腭咽机制、舌、下颌和反射八个方面。

（3）用具：压舌板、笔式手电筒、长棉棒、指套、秒表、叩诊锤、鼻息镜等。

（4）方法：在观察安静状态下构音器官的同时，通过指示、模仿，使其做粗大运动并对以下方面做出评定。

1）部位：了解构音器官哪个部位存在运动功能障碍。

2）形态：确认各构音器官的形态是否异常。

3）性质：确认构音器官异常是中枢性、周围性还是失调性。

4）程度：判定构音器官异常的严重程度。

5）运动速度：确定是单纯运动，还是反复运动，是否速度低下或是有无节律变化。

6）运动的力：确认构音器官肌力是否低下。

7）运动范围：确认构音器官运动范围是否受限，协调运动控制是否低下。

8）运动的精确性、圆滑性：可通过构音器官协调运动和连续运动判断。

（5）检查说明：做每项检查前应向患者解释检查目的，按构音器官检查记录表检查和构音器官检查方法的要求记录。

2. 构音评定

（1）房间设施要求：

1）房间内应安静，与外界隔音，房内色彩不可过于复杂，没有可能分散患者注意力的物品。

2）光线充足，通风良好，有冷暖设施，放置两把无扶手椅和一张训练台。

3）患者座椅的高度以检查者与患者处于同一水平为宜。

4）检查者与患者一般隔着训练台相对而坐，也可以让患者坐在训练台的正面，检查者坐在侧面。

5）为避免患者分散注意力，除非是年幼儿童或有极其严重的亲属依赖症状者，评估室内不得有患者亲属或护理人员陪伴。

（2）检查用具：单词检查用图卡50张，记录表、压舌板、消毒纱布、卫生纸、吸管、鼻息镜、录音机。上述检查物品应放在一清洁小手提箱内。

（3）检查范围：会话单词检查、音节复述检查、文章水平检查和构音类似运动检查五个方面。

第三节　构音障碍的康复治疗

一、构音障碍的治疗原则

（1）训练时必须根据个体构音器官及构音评定结果，对患者要有针对性、有目的性的、详细而周密的构音障碍训练，并根据患者训练进展情况及时调整训练内容和方法。

（2）训练要遵循循序渐进、由易到难的原则。制定训练计划时，训练难度要适中，过高过低都会影响训练效果，训练内容要尽可能与患者的生活、年龄、认知水平等相匹配，注意趣味性。

（3）治疗师与患者之间要建立一种互相信任关系。

（4）注意使用强化等行为激励方法。

二、构音障碍的治疗方法

构音障碍治疗的目的是改善患者构音器官的运动功能，促使患者能说话。治疗一般按呼吸、喉、腭和腭咽区、舌体、舌尖、唇、下颌运动的顺序进行。治疗时要求室内安静，温度适宜，无外界干扰。治疗时的言语要缓慢，语调平稳，声调要低保持平静松弛的气氛。治疗多采用"一对一"治疗。一般情况下一次治疗30min为宜。

（一）放松训练

痉挛型构音障碍的患者，通常存在咽喉肌紧张，并且肢体肌肉张力也增高，通过放松肢体的肌紧张可以使咽喉肌群相应放松。放松部位主要有足腿、臀部的放松，腹胸和背部的放松，手和上肢的放松，肩、颈和头部的放松。

放松训练的目的是鼓励患者通过自身各部位的紧张与放松的对比来体验松弛感。这些活动不必严格遵循顺序，可根据患者的情况，把更多的时间花在某一部位的活动上。如果这些患者在治疗室学会了某些放松的技巧，并能在家中继续练习则非常有益。当患者有所进步时，鼓励患者用适当的时间做选择性的放松活动。

（二）呼吸训练

呼吸气流的量和呼吸气流的控制是正确发声的基础，呼气的适当控制是正确发声的关键，不改善呼吸控制能力就不能改善发音。建立规则的、控制的呼吸能为发声、发音动作和韵律联系打下坚实的基础。呼吸是构音的动力，而且必须在声门下形成一定的压力方能产生理想的发音和构音。

1. 调整坐姿　应做到躯干挺直，双肩水平，头部中立位。如果患儿年龄小又不能坐稳，可将患儿放入坐姿矫正椅中，四周用毛巾垫好，尽量使孩子保持正确的体位。如果患儿呼气时间短，可采取卧位。训练时间根据患者的需要及耐受性决定。

2. 训练方法

（1）上臂运动：做上肢外展和扩胸运动同时进行呼吸训练或发声训练。

（2）延长呼气时间和增加呼气力量：在呼气末轻压患者腹部。

（3）增加气流：可以做吹乒乓球、吹哨子、吹蜡烛、吹纸片、吹羽毛的练习。

（三）构音运动训练

分析患者的评价结果，可发现构音器官的运动力量、范围、运动的准确性是否正常。首先集中训练运动力量、范围和运动的准确性，随后再进行速度、重复和交替运动练习。

1. 下颌运动训练　当出现下颌的下垂或偏移使双唇不能闭合时，可以用手拍打下颌中央部位和颞颌关节附近的皮肤，不仅可以促进双唇的闭合，还可以防止下颌的前伸。也可以利用手法帮助下颌的上抬，做法是把左手放在患者的颌下，右手放在头部，左手用力协助下颌的上举和下拉运动，逐步使双唇闭合。

2. 舌、唇运动训练　多数脑瘫患儿都有不同程度口唇运动障碍而致发音歪曲或置换成其他音，所以要训练患儿唇的展开、闭合、前突和后缩运动。另外也要训练舌的前伸、后缩、上举和侧方运动等。轻症者可主动完成，重症者可利用压舌板和手法帮助完成以上动作。

（1）可以利用 Rood 法促进双唇的闭合和舌的运动（用冰棉棒、冰块对面部、口唇和舌进行刺激），每次 1～2min，每日 3～4 次。

（2）也可以用刷子快速地刺激（5次/s）双唇。

（3）还可以用小勺子把食物放在双唇前，让患儿用唇将食物吸入口内来训练唇的运动控制。通过变化食物种类加强训练难度。

这些运动不仅可以为发双唇音做好准备，流涎症状也可以逐步减轻或消失。

3. 下颌和双唇联合运动　先让患者做咀嚼运动，待稳固后，在做咀嚼动作的同时发声，随后就可以在咀嚼时说单词。

4. 软腭抬高运动　构音障碍患者常由于软腭运动无力或软腭运动不协调造成共鸣障碍和鼻音过重。为提高软腭的运动能力，可以采用以下方法：

（1）用力叹气可促进软腭抬高。

（2）用"掌推疗法"，即两手掌相对推，并同时发出"啊"音，随着一组肌肉的突然收缩，而其他肌肉也趋向收缩，从而增加腭肌的功能。

（3）重复发爆破音与开元音"pa、da"；重复发摩擦音与闭元音"si、shu"；重复鼻音和元音"ma、ni"。

（4）发音时将镜子、手指或纸巾放在鼻孔下，以观察是否漏气。

（四）发音训练

1. 发音启动

（1）呼气时嘴张圆发"h"音的口形，然后发"a"。反复练习后可发不同长期的"h""a"和"ha"。

（2）与上述练习相同，做发摩擦音口形，然后发元音口形"su"。

（3）当喉紧张出现嘶哑时，可做局部按摩和放松动作，也可让患者处在很轻松的打哈欠状态时发声，还可以训练患者随着"h"的音发音。

2. 持续发音

（1）当患者能够正确启动发音后可进行持续发音训练。一口气尽可能长时间地发元音，用秒表记录持续发音时间，最好能够达到 15～20s。

（2）由一口气发单元音逐步过渡到发两个或三个元音。

3. 音量控制　呼吸是发音的动力，自主的呼吸控制对音量的控制和调节也极为重要，因此，要训练患者强有力的呼吸并延长呼气时间。儿童可以利用声控玩具训练，成人可使用有监视器的言语训练器，患者在发音时监视器的图形变化以训练和调节发音的音量，也可以指导患者进行如下练习：

（1）指导患者持续发"m"音。

（2）"m"音与"a""i""u"等音一起发，逐渐缩短"m"音，延长元音。

（3）朗读声母为"m"的字词组语句。目的是改善呼气和音量，通过口唇的位置变化将元音进行对比，促进元音的共鸣。

例如，麻　麻雀　麻雀飞走了

蜜　蜜蜂　蜜蜂在花丛中飞舞

（4）为改善音量控制，进行音量变化训练时可数数，音量由小到大，然后由大到小，或者音量一大一小交替。在复述练习中鼓励患者用最大音量。

5. 鼻音控制训练　鼻音过重是由于软腭运动减弱，腭咽部不能适当闭合而将鼻音以外的音发成鼻音，在脑瘫患儿中较为常见。治疗师可采用引导气流通过口腔的方法。

（1）鼓腮：深吸气，鼓腮，维持数秒后呼气。

（2）引导气流：通过口腔，将直径不同的吸管放在口中，进行吹蜡烛、吹喇叭、吹哨子等训练。

（3）"推撑"疗法：让患者将两手掌放在桌子上向下推或放在桌面下向上推，同时，发"阿"音。这样可以增加腭肌收缩和上抬。

（4）练习发双唇音、舌后音等：如［ba］［da］［ga］，尤其是舌根音［ka］，可以加强软腭肌腭托。

（5）腭托的使用：当重度构音障碍的患者鼻音过重训练后，仍无明显改善时，可以使用腭托。

（五）正音训练及补偿

大部分构音障碍患者表现为发音不清，在评价时有些患者能够正确读字词，但在对话时，单音发音不准确，应把训练的重点放在正音训练上，然后再逐渐过渡到练习字词、词组、语句朗读。要求患者在朗读和对话时减慢言语速度使他们有足够时间完成每个音的发音动作。当患者发单音困难时，治疗师首先应明确患者的舌、腭、颌以及软腭的运动范围、运动力量、运动速度协调性和准确性的训练已顺利完成，才能进行正音训练。

1. 正音训练　正音训练由易到难，根据患者具体情况来选择，患者发音时照镜子，便于及时纠正自己的发音动作。对于成年患者最好使用真实言语，使患者易于接受，对于治疗师而言，在此阶段语音的建立比词的应用更重要。

（1）鼓励患者看治疗师的发音动作，练习发［b］音。

（2）双唇紧闭，鼓腮，使口腔内气体压力升高，在发音的同时突然让气体从双唇爆破而出。

（3）朗读由［b］开头的绕口令。例如：白石白又滑搬来白石搭白塔。白石塔，白石塔，白石搭石塔，白塔白石搭。搭好白石塔，白塔白又滑。

2. 补偿技术发音　器官的肌肉无力运动范围受限或运动缓慢造成一些患者不能完全准确的发音。在此情况下，可以让患者学习发音补偿以便使语音接近正常和能被他人听懂。

（六）言语节奏训练

对构音障碍中存在重音语调和停顿不当与不协调的现象进行训练，称之为言语节奏训练。训练时可以借助电子琴等乐器让患者随音乐的变化训练音调和音量，也可用"可视语音训练器"。节律训练可以使用节拍器，设定不同的节律和速度，让患者随节奏纠正节律异常。

1. 重音与节奏训练　节奏和重音相互依存，很难分开，因此在治疗时，两者使用共同的方法。

（1）呼吸控制：可使重音和轻音显示出差异，从而产生言语的节奏特征。

（2）和节拍朗诵：治疗师用手敲打桌子，患者随着节拍朗读诗歌，可以帮助患者控制言语节奏。

（3）日常对话中进行重音训练：重音是为了突出语意重点或为了表达强烈情感，刻意用强音量读出想要强调的部分，由说话人的意图和情感决定的。让患者在日常对话中练习重音。

如："谁今天去动物园?"

"我今天去动物园。"（不是别人）

"你什么时候去动物园?"

"我今天去动物园。"（不是明天）

"你今天去不去动物园？"

"我今天去动物园。"（不是不去）

（4）重音标记后朗诵：治疗师将日常用语常用语和短文标出重音，让患者朗读有重标记的日常用语和短文，出现错误及时纠正。

2. 语调训练　语调是表达者表达情绪和感情的方式之一，训练时先给患者解释不同感情需要不同的语调表达，然后示范，让患者模仿不同的语调，传递不同的情感。

（1）可用下列语句练习语调表达不同感情，如兴奋、高兴、生气、失望、鼓励。

如："明天要发工资了，我好兴奋。"

"我放假要回家看奶奶，真开心！"

"孩子没有乖乖吃饭，我很生气！"

"她居然旷课去玩，真令人失望啊！"

"你是最棒的！加油！"

（2）练习简单陈述句、命令句的语调，这些语句要求在句尾用降调。

如："学生都在教室里上课。"

"妈妈带孩子到动物园去玩。"

"进来，把门关上。"

"把香蕉递给我。"

（3）练习疑问句，这些语句要求在句尾用升调。

如："你喜欢游泳吗？"

"这是你爷爷吗？"

"你是警察吗？"

"你是在等人吗？"

（七）口腔知觉训练

健康儿童在发育过程中，会经常将各种不同形状和质地的东西或食物放在口中，通过口腔来感知物体。但脑瘫儿童由于肢体运动功能障碍、吞咽困难及口腔知觉过敏，导致口腔感知物体这方面的体验缺乏。而这种对口中物体形状和质地的辨别能力与构音能力有密切关系。因此对于存在构音障碍的脑瘫儿童，治疗人员可以使用各种形状的较硬的物体和食物，对其舌和口腔进行刺激，以改善患儿口腔内的知觉，这对构音能力的提高大有裨益。但需要注意的是对认知能力较差的患儿，训练时要注意防止其将训练物误咽。

（八）替代言语交流方法的训练

部分构音障碍的患者，由于言语运动机制的受损严重，即便是通过各种手段治疗，言语交流也是难以进行的，为使这些患者能进行社会交流，治疗师可根据每个患者的具体情况和实际需要，选择一些替代言语交流的方法，并训练患者如何使用替代交流方法。目前，国内常用且简便易行的是使用沟通板，经过训练，患者可通过沟通板上的内容如图画、词句等表达各种意思。画图板是由多幅日常生活活动的图画组成，适用于文盲半文盲和一些无阅读能力的患者；词板和句子板写有常用的词和句子，词板和句子板适用于有一定文化程度和运动能力的患者。在训练中，随着患者交流水平的提高，及时调整和增加沟通板上的内容。目前，在许多发达国家已研制并应用一些便于携带和易于操作的交流仪器，还有些具有专门软件系统的计算机也逐步用于构音障碍患者的交流，有的还可以合成言语声音。这些特制的装置在我国还有待开发。设计沟通板要注意三点：

（1）根据患者水平选择沟通板上内容。

（2）确定利用哪一部分操作交流系统，常常需要对患者的语言功能进行全面评定，以充分利用残余功能。例如，患者是四肢瘫合并重度构音障碍，只有头和眼睛可以活动，便可以用"眼指示"或"头棒"来选择交流板的内容。

（3）随着患者交流水平的提高要及时调整和增加沟通板上的内容。如患者可以阅读文字时，可以由图片过渡到词语板。

第五章 嗓音障碍

第一节 概 述

一、嗓音障碍的定义

嗓音障碍是指嗓音的音量、音调、音质、声音持续时间以及共鸣等出现异常。

嗓音的变化贯穿人的一生。婴儿自出生后，嗓音平均基频就在不断下降，7~8 岁儿童的嗓音平均基频为 281~297Hz，10~11 岁继续下降至 238~270Hz，到青春期时下降更为显著，特别是男性。19 岁时，女性平均基频为 217Hz，而男性则为 117Hz。进入老年期后，男性和女性的嗓音基频出现了不同的变化，女性的平均基频有降低趋势，而男性的平均基频则轻微升高。

二、嗓音障碍的病因

嗓音障碍是日常生活中常见的发声异常，其病变原因多种多样，根据嗓音障碍的发生机制进行分类，分为功能不良性嗓音障碍、器质性嗓音障碍和心因性嗓音障碍。器质性嗓音障碍主要指各种疾病、外伤或先天发育原因导致的声带和与声带相关的肌肉组织出现形态和组织病理结构的改变，导致的嗓音障碍，常见病因声带小结、喉返神经损伤、声带肿瘤术后等。功能性嗓音障碍主要是由于声带和声道的任何部分在发声活动中应用不当或过度应用所致，开始时并没有声带的器质性改变，但如果这种不良的发声行为不能得到及时纠正，将引起声带的形态和振动的变化，导致声带的器质性病变，如声带息肉、声带小结等。心因性嗓音障碍是由于心理、情绪等因素导致的嗓音障碍。

三、嗓音形成的解剖生理基础

人类的发声系统主要由动力器官（呼吸系统），振动器官（声带），共鸣器官（胸腔、咽腔、口腔、鼻腔及鼻窦）三部分组成。

（一）动力器官

呼吸过程是发声的动力，它源于肺和有关的呼吸肌群。呼吸提供必要的压力（声门下压）从而使声带发声振动。发声时，根据说话的需要，可以调节呼气量、呼吸节奏和控制呼气时间。发声时的呼气量比正常状态下高，但个体之间，由于存在身高、肌肉力量、肺部状况、年龄等因素的影响，使发声时的呼气量存在细微差别。

（二）振动器官

喉具有发声功能，主要的解剖结构包括软骨与关节、喉部肌群、喉的神经等，其中位于喉部的声带是发声系统的振动器官。

1. 喉软骨　喉支架由软骨、肌肉和韧带相互连接组成。喉位于舌骨之下，胸骨之上。甲状软骨位于舌骨下方，是喉部结构中最大的一块软骨，由左右两个软骨板构成，两板前缘相连形成前角，前角上端向前突出为喉结，男性较为突出。环状软骨是一个完整的软骨环，位于甲状软骨下方，是整个喉腔的解剖基础，其他软骨都与之相连。环状软骨前端为环状软骨弓，略窄，延伸到后方形成较大的环状软骨板。杓状软骨位于环状软骨板的上缘外侧，左右各一块，形似三角锥体。杓状软骨有两种运动：转动和滑动，有时同时发生。基底部有两个突起：一个向前，称为声带突，声带后端附着于此；一个向后外方，称为肌突，部分控制声带开闭的肌肉附着于此。会厌软骨位于喉入口的前方，舌骨之后。

2. 喉关节　喉软骨形成两对关节，即环杓关节和环甲关节，声带的运动主要通过这两对关节的活动来完成。

（1）环杓关节：是个鞍状关节，能够进行前后的摇摆运动和向内向外的滑动。声带连接在杓状软骨的声突上，因此，杓状软骨的移动会影响声带的位置。当连接在肌突上的喉部肌肉收缩时，肌突向斜前方移动，双侧声带闭合，声门关闭；反之，当肌突向斜后方移动时，连接的声带随之打开，声门开启。

（2）环甲关节：连接于甲状软骨下角以及环状软骨的两侧，当此关节活动时，会增加前端甲状软骨和后端杓状软骨之间的距离。因为声带的后端附着于杓状软骨的声突，前端附着在甲状软骨的前连合上，增加这两点之间的距离将使声带拉紧，声带变紧、变薄，发声时振动速度加快，产生更高的基频，导致听觉上音调升高。

3. 喉部肌群　喉部肌群可以分为喉内肌和喉外肌。喉外肌的一端附着在喉部构造上（如舌骨和其他喉部软骨），而另一端则附着在喉部构造外（如胸骨或颅骨）。喉外肌群收缩时可以抬高或降低喉腔。喉内肌的起点和附着点均位于喉部器官的内部，其作用包括：①开闭声门。②改变喉软骨的相对位置。③改变声带物理特性（长度、紧张度、单位长度的质量、弹性、顺应度）。④改变声带间的空间大小，克服声门间的阻力。喉内肌可分为声门开肌、声门关肌及声门张肌三部分。

（1）声门开肌：环杓后肌是成对的肌肉，呈扁平状，起于环状软骨后壁，止于杓状软骨肌突。当环杓后肌收缩时，肌突向后下方旋转，将两边的声突向两侧拉开，两侧声带后端分开，使声门开大。

（2）声门关肌：包括环杓侧肌和杓间肌。

1）环杓侧肌：起于环状软骨的两侧边缘，止于杓状软骨肌突。收缩时，肌突向前方运动，声突则向内下方运动，此时，连接在声突上的声带也更加靠近，使声门呈现关闭状态。

2）杓间肌：包含杓横肌和杓斜肌。杓横肌水平地延伸于两块杓状软骨之间，杓斜肌起于杓状软骨的肌突，止于相邻杓状软骨的顶端。两种不同走向肌肉纤维，使杓状软骨表面的后部形成了一个交叉的形状，当这两条杓间肌收缩时，可以将两侧的杓状软骨向中间拉近，将声门的后半部分关闭起来。

（3）声门张肌：包括环甲肌和甲杓肌。

1）环甲肌：起于环状软骨弓，止于甲状软骨的下缘。收缩时，甲状软骨会向下倾接近环状软骨，增加甲状软骨的前连合与杓状软骨之间的距离，也因此拉长拉紧声带，使声带张力增加，振动速度变快，频率升高。

2）甲杓肌：连接于甲状软骨前联合和杓状软骨间，包括甲杓内肌和甲杓外肌。当这对肌肉收缩时，可使声带松弛。

4. 喉的神经 支配喉的神经有喉上神经和喉下（喉返）神经，两者均为迷走神经的分支。

5. 声带 声带是分层振动体，共有五层构造，在声带额位切面图上可以观察到声带的不同结构层。声带最外层为上皮层，是薄但坚韧的一层细胞。然后是固有层，固有层由三层组织构成，最外层为固有层的浅层，也叫作任克氏间隙，由很多的弹性纤维组成，富有很大的弹性；中间层为固有层的中层，也包含了很多的弹性纤维组织，但这一层较坚硬，弹性差；最下层的固有层深层则为胶原纤维组织，相比于中层，这一层弹性更差。构成声带的最深部组织是甲杓肌，这是声带中最主要的部分，相比其他组织，甲杓肌显得较厚而致密。

为了便于研究声带的振动模式，根据声带的层状结构的生物力学特点，将声带分为三个功能解剖层：①包膜层，又被称为覆层，由黏膜上皮层和固有层浅层构成，移动度最大；②结合部或过渡层，由固有层中层与深层构成，即通常所说的声韧带，移动度稍小，能纵向稳定声带的振动；③体层，由甲杓肌构成，移动度最小，主要是保持声带在振动时的稳定。每一层构造会依照自身的组织构造，形成不同的振动模式。因此，人类的声音才会丰富且富有磁性。

6. 声门 是指声带间所形成的空间，可以分为膜状声门和软骨状声门。膜状声门是由声带前 3/5 的部分构成，软骨状声门由两侧的声带突和声带后 2/5 的部分构成。

平静呼吸时，声门是打开的，位于中位。当深吸气时，声门会被充分打开，这时声门所处的位置被称为强制外展。发声时，声门是紧闭的，此时声带位于中线位置。另外，在发气息声时，膜状声门关闭，软骨状声门则呈现开启状态。

7. 声带振动机制 声带振动是一种复杂的三维运动，既有轻微的开闭运动，又有垂直和水平方向的黏膜波动。目前，声带的振动以"Van den Berg"阐述的肌弹力—气流动力学理论最具有说服力，能部分解释声带的振动机制。这一学说的基本理论是，声带振动是在呼气流作用下的一种被动运动，呼气流是声带振动的动力系统（能源）。声带也是振动体，通过声带振动将呼气流转化为振动气流，从而产生喉基音。当声带闭合时，声门下压增加，当压力达到一定程度后，声门被冲开，气流通过声门，在声门被冲开的瞬间，声门下开始有黏膜移动，似波浪状，向上、向外移动，绕到声带上面，此为声门的开放相。声门开放后，根据 Bernoulli 效应（Bernoulli Effect，Bernoulli 是 18 世纪瑞典的数学家和内科医师，他提出了流体和气体动力学理论，其部分内容被称为 Bernoulli 效应或原理。基于对液体和气体流动的观察，发现液体和气体流经缩窄通道时，其流速增加，而作用于缩窄通道壁上的与气流方向垂直的压力减小，这就是 Bernoulli 效应），在声门开放时，由于气流快速通过声门，将在声门区形成瞬间负压，声带被吸向内，闭合相开始。闭合相时黏膜向下向内移动，当向下向内移动到双侧声带相互接触时，声门闭合，此为声门的闭合相。声门闭合时，声门下压再次升高，声门再次被冲开。如此反复循环，形成声门的开闭运动及声带振动，发出声音。

（三）共鸣器官

共鸣器官由胸腔（包括气管、支气管和肺）、喉腔、咽腔、口腔、鼻腔和鼻窦组成。以软腭为界将共鸣腔分为两类：①鼻、鼻窦和鼻咽部称为上共鸣腔；②胸腔、喉腔、口腔、口咽部称为下共鸣腔。

在发声过程中，共鸣指来自喉部的声音使共鸣腔中的空气产生振动，是通过调节声道（口腔、鼻腔和咽腔）长度、形状，对声带振动产生的喉基音中的一些音放大的过程。喉部声带振动只能发出较弱且单调的基音，只有经过共鸣腔的作用才使声音得到加强，并产生一系列的泛音，这些泛音与声带振动产生的基音组成复音，使声音得到美化，达到丰满、悦耳、动听的效果。

四、嗓音产生的过程

自肺部呼出的气流冲开闭合的声带，使其振动而发出声音。通过发声器官的运动，可改变声带的位置、声带张力，以及声带振动模式，从而发出不同的声音。喉部发出的声音称为喉基音，经过咽、口、鼻、鼻窦（上共鸣腔）和气管、肺（下共鸣腔）的作用，使声音增强和发生变化，然后由舌、唇、牙、软腭等发音器官的协同作用产生不同的语音，成为我们日常听到的各种话语声。

五、嗓音疾病的类型及临床特征

（一）不良发声行为性嗓音疾病

指由于长期采取不正确的发声方式或（和）发声习惯导致的嗓音疾病。这种不良的发声行为可能是呼吸方法、发声位置及共鸣腔应用等方面的不正确，其发生和形成与患者的职业、性格及生物因素等密切相关。根据病程和声带黏膜是否发生病理改变，分为单纯功能不良性嗓音障碍和不良发声行为性声带病变。

1. 单纯功能不良性嗓音障碍　指发声器官并无结构性改变，但由于存在不良发声行为，致使发声器官之间功能不协调导致嗓音异常，即声带黏膜尚未出现明显病变，而喉镜检查显示有发声功能异常导致的嗓音障碍。

2. 不良发声行为性声带病变　又可称为声带获得性病变，是临床上最常见导致嗓音障碍的原因，涉及不同的声带病变类型，根据发生机制及喉镜下的表现，分为以下类型。

（1）声带小结：是由于长期不良发声行为引起声带黏膜反复创伤，导致声带黏膜上皮层及基底膜发生增生性改变。多与职业用声有关，如歌唱演员和教师等，在歌唱演员中，常在高音歌手多见。临床表现为双侧声带游离缘前中 1/3 交界处局限性结节样隆起。

（2）声带息肉：是发生在声带固有层浅层的良性病变，好发于一侧声带的前中 1/3 交界的边缘，多为单侧也可双侧发病。声带息肉的病因较多，但目前比较倾向于局部机械性损伤所致。造成机械性损伤的原因是过度用声或错误用声，使声带超负荷发声，包括超音强、超音域、超时间、硬起音等，造成黏膜创伤，出现水肿、渗出、出血等，形成息肉。声带息肉以男性为多发，发病年龄主要在 30～50 岁；女性及儿童很少发生声带息肉。

（二）声带先天性病变

1. 声带沟　是膜性声带上的一条与声带游离缘平行的黏膜凹陷沟。临床表现为持续性的嗓音障碍，多数患者变声期后症状明显，病程长，嗓音特点为声音嘶哑、发声无力容易疲倦、音量不足等。喉镜下吸气时见膜性声带上有一条与声带游离缘相平行的黏膜凹陷沟，沟的长短、深浅不一，可发生于单侧或双侧声带。

2. 声带囊肿　是先天性发育异常所致，可与声带沟同时存在。临床症状主要表现为不同程度的嗓音障碍，如嗓音粗糙、音调低、嗓音不洪亮，发声易疲劳以及努力发声样等。喉镜下可见单侧或双侧声带中部黏膜下的白色或淡黄色隆起。

3. 喉蹼　是指喉腔之间存在一先天性膜样物，为一层结缔组织，厚薄不一，当位于声带前连合处时，影响发声功能。主要症状是声音嘶哑或呼吸困难，但症状的出现随喉蹼的大小和位置而异。喉蹼较大或成膈时，可引起新生儿窒息，如不及时治疗，可致死亡。喉蹼中等大尚未引起呼吸困难，但可出现声音嘶哑。喉蹼较小者，一般无明显症状，或有声音弱。喉镜下见喉腔有膜样蹼或膈，呈白色或淡红色，其后缘整齐，多呈半圆形。

（三）声带运动障碍性疾病

1. 声带麻痹　是由于迷走神经或喉上神经、喉返神经损伤导致声带失神经支配引起的声带运动障碍。常见病因以手术损伤、头颈及胸部恶性肿瘤侵蚀破坏和头颈部创伤为主。

2. 环杓关节运动受限　常见于环杓关节脱位和环杓关节炎。环杓关节脱位引起嗓音障碍常出现于手术麻醉插管、气管拔管插管和颈部外伤后，表现为声音嘶哑，发声费力，易疲劳，不能大声说话等。环杓关节炎可发生于一侧或两侧环杓关节，引起环杓关节和声带运动障碍，导致嗓音嘶哑。

（四）痉挛性嗓音障碍

指由于中枢运动神经系统障碍导致的喉肌肌张力异常产生的嗓音障碍，目前，病因仍不明确，多在成年期发病，按累及部位分为内收肌、外展肌和内收肌混合，其中以内收肌最为常见。临床表现为喉部发紧，会话过程中不随意的发声中断、阻塞和声音震颤，言语的韵律和流畅性受到影响。

（五）青春期变声障碍

指变声年龄后成年男性一直保持着假声带发声机制，即会话嗓音中真声和假声交替出现，表现为嗓音稳定和发声控制差，易走调和音质差。

（六）心因性嗓音障碍

又可称为癔症性嗓音障碍，是由于心理因素导致的嗓音障碍。多发生于女性，可发生于各种年龄段，男性少见。发病多有诱发因素，可能是一次强烈刺激后患者出现突然失声，说话仅有口型变化，严重者仅有气流变化。但患者在哭、笑、咳嗽时却能正常发声。患者同时伴有焦虑等精神紧张的表现。喉镜检查双侧声带外形均正常，发声时声带不能闭合，声带仅有微小振动，喉前庭呈现内收表现，有时会出现声带飘移不定，声门裂忽大忽小的变化。

第二节　嗓音障碍的康复评定

一、嗓音障碍的康复评定的目

（1）通过全面的康复评定，明确患者是否存在嗓音障碍及其严重程度。

（2）了解嗓音障碍的影响因素。

（3）为制定康复治疗方案提供重要的依据。

二、嗓音障碍的康复评定方法

嗓音障碍的评定方法主要包括：专业人员的嗓音主观听感知评估与分析、嗓音参数的客观评定以及嗓音障碍患者的自我评定。

（一）主观评定

作为嗓音评估的基础，主观听觉分析判断是临床上普遍用于诊断嗓音疾病和判断治疗效果的方法。

目前，国际上临床比较通用的方法为 Hirano 提出的嗓音障碍 GRBAS 评估系统。GRBAS 评估包括5个描述参数（表5－1）：总嘶哑度（Grade，G）、粗糙声（Rough，R）、气息声（Breathy，B）、无力嗓音（Asthenic，A）和紧张嗓音（Strained，S）。采用4级评估：0代表正常，1代表轻度障碍，2代表中度障碍，3代表重度障碍。嗓音样本为谈话声，言语治疗师根据自身的主观听觉感受对患者的嗓音音质进行一个主观分级判断。

与其他嗓音主观评估方法相比，GRBAS 方法具有简单易行，适合于日常临床工作，因此是目前国际上最常被采用的评估方法（表5－1）。

表 5 – 1　GRBAS 方法的评估参数及含义

缩写字母	参数	参数含义
G	总嘶哑度	异常嗓音的综合嘶哑程度
R	粗糙声	异常嗓音中的粗糙声成分，是声带不规律性振动的表现这种不规律性振动可来自声带的振动周期和（或）振幅
B	气息声	异常嗓音中的气息声成分，是声门闭合不良，气流经声门漏出时产生涡流的听觉感知
A	无力嗓音	是由于声音缺乏力量（声强弱）和（或）嗓音中缺乏高频谐音
S	紧张嗓音	由于过强发声时引起基频异常增高，在高频中含有噪声成分或高频谐音丰富

（二）客观评定

嗓音障碍的客观评定是指应用计算机声学测试技术对嗓音信号进行测试分析，嗓音声学参数可以从声学角度提示声带病理改变的程度及性质，为发声功能损害程度的评价提供客观指标，并能反映出病理性嗓音的声学特征。

1. 基频（Fundamental Frequency，FO）　　是声带做周期性振动的频率，即每一秒钟声带振动的次数，单位是赫兹（Hz）。基频是嗓音分析的基本参数，它反映的是听感知上音调的高低。健康男性的基频在 110 ~ 130Hz，健康女性在 220 ~ 250Hz，健康儿童在 340Hz 左右。FO 将随着年龄发生变化，女性随着年龄增加（60 岁以后），FO 有降低的趋势；男性随着年龄增加（70 岁以后），FO 则轻微升高。临床上常用的基频参数主要为平均言语基频、基频标准差。

（1）平均言语基频的测量：基频测量所需的言语材料同样可以通过交谈、阅读和数数来获得，通常与强度的测量同时进行。例如，治疗师可以在交谈时询问患者的年龄与姓名，将获得的声音文件输入专业的语音分析软件进行言语基频分析。

（2）平均言语基频的临床意义：黄昭鸣等制订了中国人的"平均言语基频参考标准"，将测得的值与之进行比较，就可以判断患者是否存在音调异常：①如果患者的平均言语基频高于参考标准，则可能存在音调过高，反之则可能存在音调过低；②如果测得的基频标准差大于 35Hz 时，可能存在音调变化过大；③而如果测得的基频标准差小于 20Hz 时，可能存在音调单一。

（3）影响基频的因素：包括全身状况、激素水平、衰老、相关疾病、吸烟和社会文化环境等。

2. 声音强度（Intensity）　　是反映嗓音动力学的测试指标，与声带振动幅度有关，其单位为分贝（dB）。当增加肺通气量时，通过呼气压（声门下压）推动声带振动的气流量增加，声带振动波幅增大。因此，声门下压越高，声音强度越强。由于男女性在生理解剖上的差异性，男性声强通常比女性高。

（1）平均言语强度的测量：强度测量所需的言语材料可以通过交谈、阅读和数数来获得，例如，询问患者的年龄与姓名，将获得的声音文件输入专业的语音分析软件进行言语强度分析。

（2）平均言语强度的临床意义：平均言语强度 ≥80dB，患者存在响度过大的可能性；平均言语强度 ≤65dB，患者存在响度过小的可能性。

3. 微扰（Perturbation）　　是指发声过程中声信号出现微小、快速的变化。这些变化是由于声带的质量、张力和生物力学特性有轻度差异以及神经支配的轻度改变所致。当声带发生病变导致这种微扰达到一定程度时，就会出现嗓音粗糙或嘶哑。通常用基频微扰和振幅微扰来度量声带振动的稳定性或不规则性。基频微扰是声带振动周期间在时间上（不规则性）差异的度量；振幅微扰是声带振动周期间在声强上（不规则性）差异的度量。

4. 标准化声门噪声能量（Normalized Glottal Noise Energy，NNE）　　是指发声过程中声门漏气所产生的扰动噪声的程度。噪声能量的单位是 dB，正常值小于 10dB。

5. 平均气流率（Meaning Flow Rate，MFR）　　指发声时每秒通过声门的空气流量，单位是毫升/秒

（ml/s）。它是反映声门闭合程度的主要指标之一。在一定范围内，平均气流越大，声门闭合程度越差；平均气流率越小，声门闭合控制能力越好。

（1）平均气流率的测量：可使用呼吸速度描记器来进行。其测量要求为：受试者舒适站立位或坐位，令其含住测试口嘴，舒适地发单韵母/i/音，记录并保存数据。将测得的平均气流率与相应年龄和性别组的平均气流率的参考标准进行比较，以此来判断患者声门闭合的程度。如果平均气流率测量值不在该年龄和性别组的正常范围内，则应进行动态喉镜检查，以明确诊断。

（2）平均气流率的临床意义：如果患者的平均气流率没有达到参考标准，则存在以下几种可能：①如果平均气流率的测量值小于同年龄和性别组的正常范围下限，提示可能存在喉肌功能亢进，声门挡气功能过度，从而导致呼出的气流过少；②如果平均气流率的测量值大于同年龄和性别组的正常范围上限，则可能存在喉肌功能低下，无法充分实现声门挡气功能，从而导致呼出的气流过多。

6. 声门下压（Subglottic Pressure，SGP）　是指肺气压到达声门下的压力，呼气量能直接影响声门下压。声门下压与音强呈正相关，但对基频的影响较小，同时，它也是影响音质的重要因素。大多数嗓音病变都伴有不同程度的声门下压增高，因为嗓音障碍患者通常都存在不同程度的声门闭合不全，这导致气体经声门漏出，为了补偿漏出的气体，患者只能增加声门下压。大多数嗓音病变都伴有不同程度的声门下压增高，声门下压的增高与声带的病理类型没有直接关系，而与过度用力发声的程度有关。

（三）嗓音障碍患者自我评估

嗓音是人们进行言语交流的主要媒介。嗓音状态易受情绪、心理等主观因素影响，嗓音疾病的治疗过程需要患者全力配合，因此，患者对疾病程度和诊疗过程的主观感受是全面评价嗓音疾病的重要部分。这类评估既可用来判断患者在工作、社会生活中使用嗓音时受损伤的程度，也可反映嗓音障碍对患者心理、社会生活的影响，还能帮助治疗师参考患者生理功能的恢复和社会适应能力，使临床治疗目标与患者的主观感受和生活要求相一致。

目前，在国际上已经应用于临床的嗓音疾病患者自我评估表主要有嗓音障碍指数（Voice Handicap Index，VHI）、嗓音症状量表（Voice Symptom Scale，VSS）等。这些评估均采用问卷调查表的形式。

1. 嗓音障碍指数　VHI由功能（F）、生理（P）、和情感（E）三个范畴（维度）的30个条目（问题）组成，每一范畴包括10个条目。其中功能范畴描述了患者日常生活中使用嗓音的障碍情况；情感范畴反映嗓音障碍引起的情感反应；生理范畴描述了患者喉部不适的感受和发出声音的变化。用0到4描述情况发生的频繁（或严重）程度：0从未出现；1偶尔出现；2有时出现；3经常出现；4总是出现。总分越高，则表示嗓音障碍对患者的影响越大。具体见表5-2所列。

表5-2　嗓音障碍指数

嗓音问题	严重程度				
第1部分　功能					
（1）人们听我说话有困难	0	1	2	3	4
（2）在嘈杂的屋子里，人们很难听懂我的话	0	1	2	3	4
（3）我在家里呼唤家人时，他们很难听到	0	1	2	3	4
（4）我用电话比以前减少了	0	1	2	3	4
（5）因为我的嗓音，我喜欢避开人群	0	1	2	3	4
（6）因为我的嗓音，我和朋友、邻居或亲戚说话少了	0	1	2	3	4
（7）当和他人面对面说话时，人们常要我重复	0	1	2	3	4
（8）我的嗓音问题限制了个人和社会生活	0	1	2	3	4

续表

嗓音问题	严重程度				
（9）因为我的嗓音，我感觉谈话中插不上话	0	1	2	3	4
（10）我的嗓音问题使我收入减少	0	1	2	3	4
第2部分　生理					
（1）我说话时喘不上来气	0	1	2	3	4
（2）我一天中说话的声音有变化	0	1	2	3	4
（3）人们常问我"你的嗓子怎么了"	0	1	2	3	4
（4）我的嗓音听起来嘶哑	0	1	2	3	4
（5）我感觉发音时必须用力	0	1	2	3	4
（6）我无法预知声音的清晰度	0	1	2	3	4
（7）说话时我必须努力才能改善声音	0	1	2	3	4
（8）我说话很费力	0	1	2	3	4
（9）我的声音在晚上更差	0	1	2	3	4
（10）我的嗓子在说话过程当中没劲了	0	1	2	3	4
第3部分　情感					
（1）因为我的嗓音，我和别人说话时感到紧张	0	1	2	3	4
（2）人们因为我的嗓音而恼怒	0	1	2	3	4
（3）我发现别人不理解我的嗓音问题	0	1	2	3	4
（4）我的嗓音问题使我不安	0	1	2	3	4
（5）因为我的嗓音问题，我外出减少	0	1	2	3	4
（6）我的嗓音使我觉得低人一等	0	1	2	3	4
（7）当人们要我重复时，我感到恼怒	0	1	2	3	4
（8）当人们要我重复时，我感到受窘	0	1	2	3	4
（9）我的嗓音使我感到无能	0	1	2	3	4
（10）我因我的嗓音问题感到羞耻	0	1	2	3	4

VHI 可以用于各种嗓音疾病的评估，包括声带良性病变如声带小结、息肉等，功能不良性发声障碍如肌紧张性发声不良，声带麻痹，喉恶性疾病如喉癌，甚至可以用于全喉切除后气管食管发声者。

2. 嗓音症状量表　嗓音症状量表（Voice Symptom Scale，VSS）是 Deary 等（2003）于 1997 年开始着手设计的以患者的症状为基础的量表。用 0 到 4 描述情况发生的严重程度：0 从未出现；1 偶尔出现；2 有时出现；3 经常出现；4 总是出现。总分越高，则表示嗓音障碍对患者的影响越大。具体见表 5-3 所列。

表 5-3　嗓音症状量表

嗓音问题	严重程度				
第1部分　功能					
（1）你吸引别人的注意力有困难吗	0	1	2	3	4
（2）你唱歌有问题吗	0	1	2	3	4
（3）你的嗓子哑吗？你喉部疼痛吗	0	1	2	3	4
（4）在公司，人们听不见你说话吗	0	1	2	3	4
（5）你失声了吗	0	1	2	3	4
（6）你的嗓音弱吗	0	1	2	3	4

嗓音问题	严重程度				
（7）你在电话中交谈有困难吗	0	1	2	3	4
（8）你发现说话的努力是徒劳的吗	0	1	2	3	4
（9）你的声音压过背景噪声有困难吗	0	1	2	3	4
（10）你是不是不能喊出来或提高声音	0	1	2	3	4
（11）在一天当中，你的声音有变化吗	0	1	2	3	4
（12）别人问你"你的嗓音怎么了"吗	0	1	2	3	4
（13）你的嗓音是否嘶哑	0	1	2	3	4
（14）你觉得必须要用力发声吗	0	1	2	3	4
（15）在说话中，你的嗓子会走音吗	0	1	2	3	4
第2部分　生理					
（1）你嗓子痛吗	0	1	2	3	4
（2）你咳嗽或清嗓子吗	0	1	2	3	4
（3）你觉得好像有什么东西堵在喉咙吗	0	1	2	3	4
（4）你有吞咽困难吗	0	1	2	3	4
（5）你喉咙里有很多痰吗	0	1	2	3	4
（6）你鼻塞吗	0	1	2	3	4
（7）你多长时间得一次喉部感染	0	1	2	3	4
第3部分　情感					
（1）你为嗓音问题伤心难过吗	0	1	2	3	4
（2）你为嗓音问题感到发窘吗	0	1	2	3	4
（3）嗓音问题使你沮丧和紧张吗	0	1	2	3	4
（4）你的嗓音问题给你的家人和朋友带来压力吗	0	1	2	3	4
（5）你的嗓音惹恼别人吗	0	1	2	3	4
（6）你的嗓音问题使你不自信吗	0	1	2	3	4
（7）你为你的嗓音感到羞耻吗	0	1	2	3	4
（8）因为嗓音问题，你感到孤独吗	0	1	2	3	4

VSS 可以用于各种良、恶性嗓音疾病的评估，但其应用尚不及 VHI 广泛。

第三节　嗓音障碍的康复治疗

当嗓音障碍的病因已经得到治疗后，可以开始进行嗓音功能康复训练。可以根据嗓音听觉感知评定以及声学测量的结果，采用针对性的治疗方法，如音调治疗、响度治疗以及音质治疗，在训练时应注意嘱咐患者多进行嗓音的自我练习，将训练内容化为日常的用嗓习惯。

一、嗓音障碍的康复治疗原则

（一）选择合理的训练时机

对于嗓音障碍的训练要选择合适的时机介入。在早期病变时，并不要急于进行系统训练，可以先进行指导嗓音的正常使用以及适当休声，待病因得到纠正后再进行系统训练。对于慢性病变引起的嗓音障碍，由于长期病理状态下形成的错误发声状态，依靠临床治疗并不能得到有效的恢复，因此，需要进行系统的康复治疗。

（二）重新建立正常的运动模式

嗓音障碍常常是由于用声不当和嗓音的"滥用"造成，患者形成了错误的呼吸以及发声动作，与正常的生理性动作相违背，因此，训练的主要原则是重新获得正常的呼吸和发声动作，并要在此目的下进行一系列的系统功能锻炼，使得正确的运动模式保持下来。

（三）进行有针对性的训练

治疗方案的制定要围绕患者的具体障碍来进行，只有从直接症状出发，才可以系统地纠正发声的异常。

（四）确定适合的训练量

功能锻炼是要求患者重新获得正常或接近正常的发音模式并把它固定下来，正确的发声方法需要一定的重复锻炼才能够重新确立并在生活中得以应用。但运动量必须是循序渐进的，过强的运动量会带来喉肌及声带的疲劳和劳损，反而会加重嗓音障碍。

（五）补偿和接受

部分器质性病变如喉麻痹以及慢性嗓音障碍的患者经过专业功能锻炼并不能完全恢复至病前的状态。因此，在训练中需要确立起能够充分发挥现有发声器官功能的方法，要使患者接受现有的发声状态并应用于日常交流中。

（六）指导和训练相结合

功能锻炼要和指导发声相结合，患者在经过康复锻炼获得正常发声功能后，在日常生活中仍会遇到导致发声不正确的易发因素，因此，指导患者进行嗓音疾病的自我预防保健也非常重要。

二、嗓音障碍的康复治疗方法

嗓音障碍的康复治疗常分为以下两个基本阶段。

（一）基础发声功能的训练

1. 体位与呼吸功能的改善　患者需要首先建立正常的体位，使呼吸运动更容易进行。正确的体位是坐位挺胸，两肩下坠，收腹；站位时需要挺胸收腹，两肩放松；保证呼气通畅。呼吸运动要分别练习胸腹式呼吸；慢吸气、慢呼气；快吸气、慢呼气等不同形式的呼吸方法。

2. 放松训练　患者需要进行颈部的放松训练，以便于使喉部肌群在发声前得到充分地放松，以纠正喉肌张力过高的现象。训练时要求患者缓慢进行颈部的屈、伸，左右侧屈以及左右转头的动作，每个动作完成 10 次，运动时平静呼吸使颈部放松。其次可以进行发声的放松动作，如叹气样发声、深呼吸动作等。

3. 持续发声训练　嘱患者深吸气后发尽可能长的元音，音量保持平稳，发声时治疗师可以利用手掌接触患者腹部，使患者能注意到腹部肌群的持续用力，治疗师也可以同时给予患者引导，使患者能参照发声。

（二）有针对性的训练阶段

1. 音调异常的训练　音调训练主要针对音调单一和音调变化障碍进行训练，分 3 个步骤：首先做热身运动，如哈欠－叹息法、咀嚼法等；第二步进行变调训练（降调或升调），变调训练的目的是通过评定找出患者的习惯音调，使其改变并接近自然音调；第三步为转调训练，其训练目的在于使患者恢复正常的语调变化。

（1）哈欠－叹息法：通过夸张的哈欠和叹息动作，使声道充分打开，咽部肌肉放松，然后在叹息时发音，并体会放松的感觉，为形成自然舒适的嗓音奠定基础。其关键点在于做夸张的哈欠叹息动作，咽喉部要充分打开，并在叹息过程中舒适地发音。所发音节应选择以/h/开头的音节或含有这些音节的词和句子，如"哈""好""狐狸用葫芦喝水"。

（2）降调训练：如果患者音调偏高，则进行降调训练。通过让患者在放松自然状态下发"嗯哼"，找出患者的目标音调。先发"嗯哼"音，然后朗读部分词并录音，反复训练，直到前后两种音调一致。

（3）升调训练：让患者从喜欢音调（较低的音调）开始，逐步提高音调，并判断患者的音调能够逐步提高。注意仔细听第二个音，这可能是目标音调，用这种音调目标训练说一些词语。

（4）增加音调变化的训练：音调的变化训练可以进行哼唱训练，即利用一小段简单或者患者熟知的歌曲，由患者参照音调变化进行哼唱。在音调的练习过程中注意患者发音的连贯性以及喉部的放松。从单音的音调变化逐渐过渡到词和句的音调变化。

2. 响度异常的训练

（1）增加响度训练：如果患者的响度过低，则可以通过用力搬椅法及掩蔽法来增加其响度。

1）用力搬椅法：嘱患者坐在椅子上，双手抓住椅子，然后突然用力搬椅子，把自己"搬"起来，同时发元音或塞音。"用力"可以增加声门的闭合程度，从而增加声门下压，提高响度。与此类似的方法具体步骤如下：①做用力搬椅动作；②突然用力搬椅的同时发单元音；③突然用力搬椅时发双元音；④突然用力搬椅时从元音过渡到词语；⑤突然用力搬椅时说词语：去掉过渡元音，直接说词语。注意在突然用力的同时大声说词语，但要避免出现硬起音。可逐渐增加词语难度；⑥逐渐加大力气的同时发音：对于响度过低，但不存在软起音的患者，则让其在搬椅时逐渐加大力气，同时提高响度发音，以提高患者的言语响度；⑦自然发音：让患者不要用力搬椅的动作辅助，自然响亮地发音。

2）掩蔽法：让患者在有背景声的条件下发音，并通过调节背景声的大小，使患者不自觉地提高声门下压及声带闭合能力，从而增加响度。治疗师应谨慎调节背景声的大小，让患者能在掩蔽状态下听到自己的声音。具体步骤为：①向患者解释有外界噪声干扰的情况下说话，响度会增加，并让选择适当的背景声进行掩蔽，包括音乐声，自然声，噪声；②持续掩蔽发音：戴上耳机，调节背景声响度，使其在患者原有的响度水平上增加6dB或其倍数，持续给声，并让患者发音；③间断掩蔽时发音：治疗师采用间断给声的方式，使背景声时有时无，同时让患者发音，要求患者不管是否有背景声，其发音响度都保持不变；④无掩蔽时发音：撤去掩蔽声，让患者在无声的环境下发音，要求患者保持恰当的响度。可去静音室或选择隔音效果较好的耳机创造较稳定的静音环境。

3）利用动物数量的增多来练习，响度随着数量的增多而增加。

除上述方法外，此部分训练还包括以下策略：减少周围环境的噪声、增加呼吸深度等。

（2）降低响度训练：患者的发音响度过高，一方面可能是由于心理因素引起的，可通过心理干预的方式降低其响度；另一方面，也可采用下面的训练方法。

1）患者按下面的组合方式从1数到5：耳语声－轻声－交谈声－大声，轻声－交谈声－大声－耳语声，循环交替进行。

2）由强到弱的训练：大写字母代表强响度，小写字母代表弱响度。

A A a a a A A a a a A A a a a a A A a a a a

3）利用动物数量的减少来练习，响度随着数量的减少而降低。

（3）响度变化训练：即增加响度变化的训练。

1）让患者将其双臂置于身体正前方，两臂之间的距离与肩部等宽。发以下音时，伴随肢体动作；音量增加时，双臂向身体两侧水平展开；音量降低时，双臂回收至身体正前方。

NA NA NA NA na na na na NA NA NA NA na na na na

2) 一口气依次发"上上下下"，同时，伴随"开心地大笑"，并逐渐增加或减弱响度。过程中，要注意维持呼吸的动力稳固持久，有效利用呼出的气流发音，使发音轻松，自然。

3. 音质异常的训练　主要针对共鸣异常的训练，包括纠正鼻漏气的训练、纠正鼻音化的训练等。纠正鼻漏气的训练可以采用引导气流法，如吹气的训练、屏气的训练、鼓腮的训练等；纠正鼻音化的训练分为主动训练和被动训练，主动训练可以使患者通过发舌根音送气和非送气化来交替运动软腭，如连续发"k"及发"go"的音；被动训练可以进行抬举软腭发音法和捏鼻发音法等。

三、物理因子治疗

物理因子治疗可提高机体或某些系统、器官的功能水平，改善组织器官的血液循环和营养，促进组织修复和再生，提高局部或全身的抵抗力，镇痛、消炎、消肿、缓解痉挛等。对于嗓音障碍的患者可对应地选择物理因子治疗。

（一）超短波治疗

小剂量超短波电疗具有良好的消炎作用，特别是对急性化脓性炎症有显著的效果。一般 1 次/d，每次 10～15min，持续 1 周。连续两个疗程后需暂停一段时间。

（二）微波治疗

微波辐射可使组织温度升高，血管扩张，局部血流加速，血管壁渗透性增高，增强代谢，促使组织再生和渗出液吸收。因而微波有镇痛、抗炎、促进局部血液循环、脱敏和改善组织代谢等作用。并主治亚急性炎症，对喉部亚急性炎症效果较好，还可以用于治疗会厌囊肿。

四、康复宣教

自然的嗓音需要维护与保养，避免嗓音障碍的进一步加重，甚至已康复的嗓音功能再次受损。具体有以下几点：

（1）避免长时间、高强度的用嗓，尤其对于职业用嗓如教师、戏剧演员、营业员、讲解员和单位的领导等人群，可适宜借助扬声装置进行发声，避免因嗓音的"滥用"而导致嗓音障碍。

（2）使用适当的音量、音调说话，避免使用过大的音量如叫喊、吼叫，避免在嘈杂环境中说话，也要避免使用较小的音量来交谈如耳语声。另外，长时间使用不正常的音调，如假声来说话对发声也是有害。

（3）注意适当休声，在咽喉炎症或长时间用声感觉喉部疲劳时应该及时休声或禁声，让声带充分"休息"，减轻声带发声时的振动，有利于避免声带小结和息肉的产生。

（4）避免抽烟和过多地饮酒，清淡饮食，避免辛辣刺激的食物。

（5）多饮水，保持喉腔的湿润程度，同时将生活和工作环境的湿度控制在 20%～70%。

（6）淡盐水漱口，并克服不良的清嗓习惯（尽可能减少清嗓和咳嗽的次数，做到轻声清嗓）。

（7）说话时注意停顿换气，当一口气用完后，不要用挤喉咙的方式发剩下的几个音，而应换气后发音。

（8）说话时尽量放松，多使用低音调，大量说话后可做哈欠－叹息的动作，使喉部放松。

嗓音康复治疗是高度个性化的治疗，应根据患者嗓音障碍不同的病因及表现症状，采用针对性康复治疗措施。

第六章　共鸣障碍

第一节　概　述

一、共鸣障碍的定义

共鸣障碍是指在言语形成的过程中，由于唇、下颌、舌、软腭等共鸣器官的运动异常，导致共鸣形状和腔体积，使言语聚焦点出现了偏差，从而影响声道共鸣效果。根据引起言语共鸣障碍的部位不同，言语共鸣障碍可分为口腔共鸣障碍和鼻腔共鸣障碍。口腔共鸣障碍根据异常言语聚焦点的不同可分为前位聚焦异常、后位聚焦异常和喉位聚焦异常；鼻腔共鸣障碍根据异常鼻音功能状况可分为鼻音功能亢进和鼻音功能低下。

二、共鸣障碍的常见病因

（一）口腔共鸣障碍主要病因

1. 器质性病因　任何导致舌、下颌等共鸣构音器官运动受限的结构异常或疾病，例如，舌系带过短、颌部畸形等。

2. 功能性病因　下颌、舌等共鸣构音器官的功能性运动障碍等，其中以听力障碍导致的舌功能性障碍较为常见。

（二）鼻腔共鸣障碍主要病因

1. 器质性病因　鼻音功能亢进的器质性原因多为软腭短小腭裂等，鼻音功能低下的器质性原因多为鼻咽部位腺样体增生或扁桃腺肥大等。

2. 功能性病因　鼻音功能亢进功能性原因可能为腭肌张力低下、软腭肌群收缩与舒张运动紊乱等，鼻音功能低下的功能性原因也可能是软腭肌群肌张力以及肌力异常等。

三、共鸣障碍的临床表现

口腔共鸣障碍和鼻腔共鸣障碍由于发病机制不同，临床表现也各不相同。

（一）口腔共鸣障碍的临床表现

舌是最重要的构音器官，它的运动直接影响咽腔和口腔的大小，对改变声道的形状和大小起着重要的作用，所以，它直接影响言语的共鸣效应（或称言语聚焦）。舌在口腔中的前后位置影响水平聚焦，正常言语时舌位既不能太靠前，也不能太靠后，这时声音听起来浑厚有力。如果说话时舌部过度向前伸展，即言语聚焦形成于水平线 Z 上 X 点的前方，言语表现为微弱和单薄，这称为前位聚焦（图 6-2）；如果说话时舌位过于靠后，即言语聚焦形成于水平线 Z 上 X 点的后方，言语表现为压抑和单调，这称为后位聚焦（图 6-3）。这两种情况均属于言语的水平共鸣异常效应。舌位的高低影响垂直聚焦。说话时舌位过度靠下，即言语聚焦形成于垂直线 Y 上 X 的下方，声音听起来像被牢牢地锁在喉部，这称为喉位聚焦。不同类别口腔共鸣障碍的临床表现见表 6-2 所列。

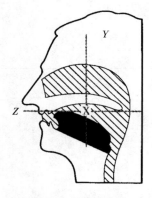 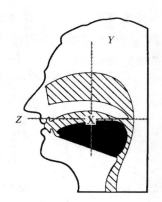

图 6-2　前位聚焦　　　　　　　　　　图 6-3　后位聚焦

表 6-2　不同类别口腔共鸣障碍临床表现

类别	舌部动作	言语聚焦点位置	言语表现
前位聚焦	说话时舌部过度向前伸展	言语聚焦形成于水平线 Z 上 X 点的前方	微弱和单薄
后位聚焦	说话时舌位过于靠后	言语聚焦形成于水平线 Z 上 X 点的后方	压抑和单调
喉位聚焦	说话时舌位过度靠下	言语聚焦形成于垂直线 Y 上 X 点下方	像被牢牢地锁在喉部

（二）鼻腔共鸣障碍的临床表现

鼻腔共鸣障碍主要有鼻音功能亢进和鼻音功能低下。鼻音功能亢进患者发音时表现为鼻音重，出现鼻漏气现象，一些元音甚至辅助音也会出现不同程度的鼻音化扭曲；鼻音功能低下患者无法发鼻音 /m/、/n/、/ng/。

第二节　共鸣障碍的康复评定

共鸣障碍的评定包括口腔共鸣功能的评定和鼻腔共鸣功能评定，分别又包括主观评估与客观测量两种方式（图 6-4）。

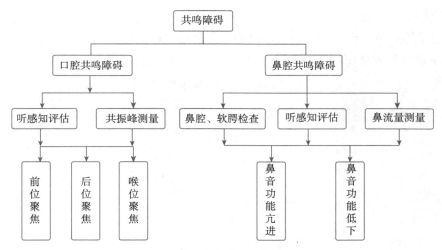

图 6-4 共鸣功能评估框架

一、口腔共鸣障碍的评定

(一) 客观测量

对口腔共鸣障碍的客观测量评定多采用专业的声学分析设备实时言语测量仪,对汉语核心韵母 /a/、/i/ /u/ 的第一共振峰 F1、第二共振峰 F2 的频率和幅度进行测量 (简称 F1 - F2 测量),并由此判断患者是否存在聚焦问题 (图 6-5)。测试时,要求患者发音时腔体尽量放松。

1. 共振峰 当共鸣器官的活动改变了声道的大小和形状,使声道的共鸣性质发生变化,使声音频谱中的一些频率得到共振加强,另一些则被削弱减幅,这些被加强的共振频率称为共振峰。共振峰是衡量元音音质的最佳指标,也就是说,不同的元音对应着不同的共振峰频率、不同的声道形状。共振峰是衡量共鸣功能的重要参数。

2. 共振峰值的临床意义 F1 反映咽腔的大小和共鸣状态,受下颌运动影响。当下颌向下运动时,口腔体积增大,咽腔体积减小,则 F1 增加;当下颌向上运动时,口腔体积减小,咽腔体积增大,则 F1 减小。F2 反映口腔的大小和共鸣状态,主要反映舌的前后运动情况。当舌向前运动时,咽腔体积增大,口腔体积减小,F2 增加;当舌向后运动时,咽腔体积减小,口腔体积增大,F2 减少。将测得的 F1 和 F2 值与对应年龄及性别的参考标准值进行比较,来判断聚焦问题。

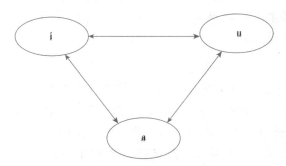

图 6-5 核心韵母示意图

(1) 若共振峰值在正常区域内,则基本不存在聚焦问题。

(2) 若/a/的 F1 值大于参考标准值的上限 (m + 2σ),即为喉位聚焦。

(3) 若/u/的 F2 值大于参考值标准的上限 (m + 2σ),即为前位聚焦。

(4) 若/i/的 F2 值小于参考标准值的下限 (m - 2σ),即为后位聚焦。

（二）主观评估

采用聚焦描述表（表6-4），可以对会话时的嗓音聚焦进行描述。如果在任意一栏找出3个以上相似的症状，则基本肯定患者存在相应的聚焦问题。

表6-4 聚焦描述表

前位	标记	前位	标记	前位	标记	前位	标记
婴儿般的		钟声的		气泡音的		铿锵有力的	
亮的		压抑的		胸音的		尖锐的	
掐紧的		响亮的		喉音的		粗糙的	
微弱的		深沉的		强迫的		头音的	
胆怯的		闷的		金色的		高的	
女性化的		暗的		严肃的		共鸣的	
不成熟的		单调的		沉重的		鼻音化的	
轻声的		空洞的		嘶哑的		阻塞的	
窄的		开放的		低的		铃声的	
单薄的		洪亮的		强有力的		尖细的	
不安全的		柔和的		男性化的		刺耳的	
苍白无力的		清脆的		挤压的		嘀咕的	

二、鼻腔共鸣障碍的评定

（一）客观测量

1. 鼻腔阻塞物检查　深呼吸，闭上嘴，用手指交替按住左或右侧鼻孔，让气体缓慢从鼻腔释放，观察气体是否从对侧鼻孔顺利呼出。如果鼻腔内存在阻塞物，那么单或双侧鼻孔呼出的气体将减少。

2. 软腭结构及功能检查　软腭结构及功能的检查包括：软腭的结构是否正常、软腭的上抬及下降运动的位置、幅度是否正常等。

3. 鼻流量测量　鼻流量是指鼻腔声压级 $\times$（n）$\times$ 和输出声压级［口腔声压级 $\times$（o）$\times$ 鼻腔声压级（n）之和］的比值，其公式如下：鼻流量 $= n / \times (n + o) \times 100\%$；测试时，让患者佩戴专业制作的头套和隔板（隔板分隔鼻腔和口腔两个通道），然后朗读标准测试材料（如"妈妈你忙吗""我和妈妈喝牛奶""我和爸爸吃西瓜"）获得患者的鼻流量值，将该值与中国人鼻流量参考标准比较，可客观判断患者鼻腔共鸣异常的性质及严重程度。

（二）主观测量

鼻腔共鸣障碍的评定主要是进行听觉感知评估，主要是让患者大声朗读2遍特定的评估材料并录音，第二遍读到第二个句子时进行捏鼻朗读，然后根据表现情况进行听觉感知评估。

（1）鼻音功能亢进的评估材料："一大早，六个月大的宝宝起来了，开始左顾右盼。这时阿姨走过来，抱起他说：'乖宝宝！'宝宝朝阿姨笑笑，嘴里咿咿呀呀的，可爱极了。"如果捏鼻后，患者的声音听起来无明显变化，则不存在鼻音功能亢进；如果出现明显变化，则存在鼻音功能亢进。

（2）鼻音功能低下的评估材料："妮妮很喜欢将饭含在口中，妈妈骂妮妮，妮妮生气了；明明向妮妮借橡皮泥玩，妮妮拿起橡皮泥就走，妈妈接妮妮晚了，妮妮生气地往前跑。这样的妮妮受人欢迎吗？"如果在不捏鼻朗读时听起来鼻音很多，而在捏鼻朗读时，声音音质发生明显改变，说明鼻腔共鸣正常；如果捏鼻与不捏鼻时声音音质不存在明显差异，说明存在鼻音功能低下。

第三节　共鸣障碍的康复治疗

一、共鸣障碍的康复治疗原则

器质性病因导致的共鸣障碍，应先进行手术等治疗，然后再进行功能恢复训练；功能性共鸣障碍应直接进行共鸣训练。共鸣障碍的治疗应遵循基础训练→针对训练→综合训练的思路，先帮助放松患者紧张的共鸣器官，然后针对其障碍类型进行治疗，最后提高其言语共鸣的整体效果。

二、共鸣障碍的康复治疗方法

（一）基础训练

首先针对共鸣障碍患者进行放松训练，即通过完成一些夸张的动作（咀嚼、舌洗外牙面）或发一些特定的音（鼻音＋非鼻音），使共鸣肌群进行紧张与松弛的交替运动，从而促进共鸣肌群之间的协调与平衡，为形成良好的共鸣奠定基础，分别对患者的口腔和鼻腔进行放松。

1．口腔放松训练　口腔放松训练包括颌部放松训练、唇部放松训练和舌部放松训练。

（1）颌部放松训练：想象在口中有一大块口香糖，张开嘴，尽可能大幅度地做咀嚼运动和下颌运动。这种运动大约持续60s。

（2）唇部放松训练：闭上双唇，用尽可能大的下颌运动来进行上述的咀嚼运动。这种运动大约持续60s。

（3）舌部放松训练：闭上双唇，用舌尖"洗刷"牙齿外表面，注意舌尖须从上牙外表面向下牙外表面做顺时针旋转运动，约持续30s。然后沿下牙外表面向上牙外表面做逆时针旋转运动约30s。

2．鼻腔放松训练　主要有软腭放松训练，是通过交替进行软腭的高低运动来训练，这项运动是通过哼鸣相近位置的鼻音和塞音以及哼鸣在鼻音和塞音之间的高元音来实现的。如发/m－b/＜/n－d/、/mi－b/ /ni－d/、/mu－b/、/mu－b/。

（二）针对训练

1．口腔共鸣异常的治疗　如果患者存在前位聚焦，则采用后位音法，如果效果欠佳，可降低一个音阶再次进行训练；如果患者存在后位聚焦，则采用前位音法，如果矫治效果欠佳，可升高个音阶再次进行训练，最终获得疗效；如果患者存在喉位聚焦，则应将升调训练与伸舌法结合起来进行训练。

（1）后位音法：指通过发些舌根音如/gu/、/ku/等，来体会发音时舌位靠后的感觉，帮助减少发音时舌位靠前的现象，从而达到治疗前位聚焦的目的。

（2）前位音法：指通过发一些舌尖前音如/pi/、/bi/、/ti/等来体会发音时舌位靠前的感觉，帮助减少发音时舌位靠后的现象，从而达到治疗后位聚焦的目的。

（3）伸舌法：通过将舌伸出口外用高音调发前位音，如/i/、/mi/等，扩张口咽腔，体会发音时口腔放松的感觉，从而达到治疗因咽腔和喉部过于紧张而导致的喉位聚焦和后位聚焦。

口腔共鸣障碍的康复治疗方法如图6－6所示。

2．鼻腔共鸣异常的治疗　鼻腔共鸣异常的治疗包括鼻音功能亢进和鼻音功能低下的矫治。鼻音功能亢进患者的软腭与腭垂可能存在一定的功能障碍，因此治疗时主要进行减少鼻音训练，并用口腔共鸣法来增强其口腔共鸣效果。鼻音功能低下的患者主要不能发/m/、/n/、/ng/等鼻辅音，其言语缺少必要的鼻腔共鸣成分，非鼻音的清晰度也不高，治疗时主要进行增加鼻音训练及采用鼻腔共鸣法来增强其鼻腔共鸣效果。

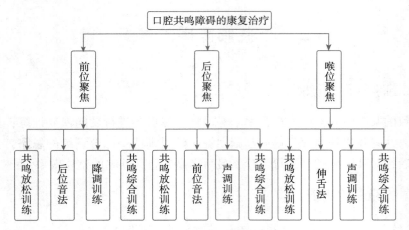

图 6 – 6　口腔共鸣障碍康复治疗

（1）减少鼻音的训练：如降低音调、响度说话；说话时增加口腔的运动幅度；利用镜子，通过发鼻音和非鼻音，体会和观察软腭的运动等；进行一些非鼻音材料的朗读练习，直到建立平衡的口鼻共鸣。

（2）口腔共鸣法：指在咽腔打开、放松的同时舌放松，舌尖抵住下切牙的状态下，发/ha/音；在咽腔缩紧，舌收缩成束状，下颌张开度减小的状态下，发/hu/音；或者发一些包含不同舌位变化的词语和短句，帮助患者体会口腔共鸣的感觉，从而建立有效的口腔共鸣，提高口腔共鸣能力。

（3）增加鼻音的训练：首先可进行鼻音和非鼻音的听辨训练，以增加患者对鼻音的感知；接着，可练习稍高一些的音调或增加声音的响度说话；另外还可进行哼音训练，即在发/a/音的同时闭上嘴唇，这样可让声音从鼻腔发出。

（4）鼻腔共鸣法：当患者的鼻腔共鸣状况得到定改善后，可进行鼻韵母与非鼻韵母的对比训练，然后进行含鼻声母或鼻韵母的词及短句句子的鼻腔共鸣训练，直到能够将鼻音应用自如。

鼻腔共鸣障碍的康复治疗方法如图 6 – 7 所示。

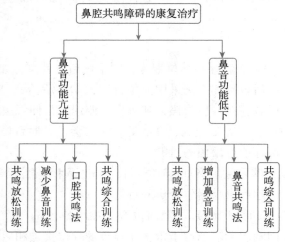

图 6 – 7

3. 综合训练　在进行针对性的训练后，患者的共鸣状况得到了较好的改善，最后还需要进行以改善其言语整体共鸣效果为目的的综合训练。此类方法包括：胸腔共鸣法、口腔共鸣法、鼻腔共鸣法、头腔共鸣法、鼻音/边音刺激法和 U 声道法。通过前 4 种方法，分别对患者的胸腔、口腔、鼻腔、头腔共鸣效果进行改善，再通过后两种方法促进患者对各共鸣腔共鸣的转换和控制能力，最终达到良好的共鸣。

（1）胸腔共鸣法：指通过低音调持续发音，如元音、词语短句等，使声波在胸腔产生共鸣，帮助患者体会胸腔共鸣的感觉，从而建立有效的胸腔共鸣。

（2）头腔共鸣法：指通过以高音调持续发鼻音，使声波在头腔产生共鸣，帮助患者体会头腔共鸣的感觉，从而建立有效的头腔共鸣。训练材料如/m/、/n/、/m＋韵母/或/n＋韵母/、/m－猫/、/n－鸭/、/m－妈妈/、/n－音乐/等。

（3）鼻音（边音）刺激法：通过交替发鼻音和边音来促进鼻腔和喉腔间共鸣的转换，以帮助患者获得良好的共鸣音质。训练时要求采用咏叹调的形式朗读含鼻音和边音的材料，如"蚂蚁啊蚂蚁，蚂蚁"、"龙啊龙啊龙，龙"、"龙啊牛啊龙"等。

（4）U声道法：指通过用胸音、头音、胸音转换到头音/u/，使整个声道通畅，同时，体会胸音向头音转换的过程中不同共鸣腔振动情况的变化，使共鸣的转换控制能力增加，最终取得良好的共鸣效果。

第七章 语畅障碍

学习目标

1. 掌握：口吃的定义、口吃的治疗方法。
2. 熟悉：口吃的症状表现及评定方法。
3. 了解：口吃的病因及口吃治愈的标准。

第一节 概 述

一、口吃的定义

口吃俗称"结巴""磕巴"，医学上称为语阻，是一种言语流畅性障碍。表现为说话时出现言语停顿、反复、中断等现象。

口吃影响患者的多个方面，使患者产生巨大的心理压力，降低了患者与人沟通和社会适应的能力，造成生活、学习和工作上的许多不便。因此，及时发现、及时干预、及时治疗可以减轻或避免患者因口吃而对自身带来的负面影响。

二、口吃的病因

口吃发生的原因有多种，目前，国内外尚无统一的结论，可能是由于生理、心理等多种因素综合作用的结果。大致可概括为以下几种。

1. 遗传因素 口吃的产生与遗传因素有关。口吃患者家族的发病率为36%~55%，同卵双生子口吃的发病率要高于异卵双生子，被领养的儿童出现口吃的原因与他实际父母患有口吃有密切的联系。

2. 模仿所致 有多数口吃患者的发病原因是其在语言形成的过程中模仿其他口吃者说话而造成的。儿童时期是学习和掌握语言的关键时期，此期儿童具有喜欢模仿、好奇心强的特点，在语言形成的过程中易受到亲友、同学或电视、动画片等因素的影响而形成一种不良的反应行为。同时，口吃的"感染性"极强，对于语言发育尚未成熟的儿童来说，很容易受到其他口吃者的暗示，最后形成口吃的习惯。

3. 社会心理因素 一些儿童在特定的情境下（如受到惊吓训斥、责骂嘲笑、环境突然变化、过度紧张、重度打击等）会出现恐惧焦虑等心理变化。这些应激反应会导致口吃的发生。

此外，若成人对于儿童说话时出现重复停顿等现象表示不耐烦、随意打断或过度矫正等，同样会增加儿童对自身言语的关注或反映强烈，对说话产生恐惧感，导致一说话就紧张或害怕的不良结果。因此，口吃的发生与人的心理因素存在着较大关系。

4. 疾病的影响 口吃产生的另一常见原因是疾病的影响。常见疾病有儿童头部受伤、小儿癫痫、百日咳、猩红热、鼻炎、扁桃腺炎或肥大等。

5. 其他因素 如大脑皮质优势理论、生化理论、生理故障假说理论、错误诊断理论心理学理论、条件反射理论、趋避矛盾理论等。

口吃的发生是由多方面原因造成的，不同的口吃患者发生口吃的原因是不完全相同的。口吃不是单纯的言语问题，也不是单纯的心理问题，它是由多种因素交互作用而导致的。因此，研究口吃的病因及其机制需要言语科学、神经病学、言语语言疾病学、神经生理学、心理学等学科的共同参与。

三、口吃的症状分类

口吃的症状是指说话困难或预感到说话困难时所引起的系列反应。对口吃的症状分类，首先必须分析从开始口吃到目前发展的全部过程。随着病程的发展需要了解患者在学习、工作、生活等方面的环境因素对患者造成的影响，以及患者的心理状态和自我评价的情况。口吃表现从发展角度考虑，如图7-1中所示，将口吃的瞬间状态称之为口吃症状。口吃症状从言语运动、情绪等方面考虑，分别对"言语症状""伴随症状""情绪反应""努力性表现"等亚项进行分析。一贯性、适应性是指在朗读或谈话过程中的表现。此外，口吃与非口吃有时会交替出现，在此用"波动"来表示。不同的病例在口吃的症状表现程度以及症状出现的顺序、症状的性质也不同，所以在检查及评定时要尽量做到全面分析。

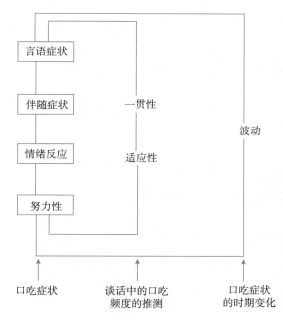

图7-1 口吃症状与过程的分析

（一）言语症状

根据口吃的症状与口吃的表现，可将其归纳为以下几个症候群见表7-1所列。

表7-1 口吃的言语症状

群	略语	症状表现
A 群	SR	音、音节的重复 sound and syllable repetition
	PR	词的部分重复 part - word repetition
	Cpr	辅音部延长 consonant prolongation
	Vpr	母音部延长 vowel prolongation
	Sr	重音或爆发式发音（在不自然的位置当中出现） stress，burst
	Ds	歪曲或紧张（努力发声结果出现重曲音，或由于器官的过度紧张而出现的紧张性发音） distortion，tense
	Br	间断（在词中或句中出现） break
	Bl	中断（构音运动停止） block
B 群	Prep	准备（在说话前构音器官的准备性运动） preparation
	AR	异常呼吸（在说话前的急速呼吸） abnormal respiration
C 群	WR	词句的重复（词句以上连贯的重复，并非是强调或感动的表现） word and phrase repetition
	Er	说错话（言语上的失误，也包括朗读错误） error
	Rv	自我修正（包括语法、句子成分等的修正，反复） revision
	Ij	插入（在整个句子中插入意义上不需要的语音词、短句等） interjection
	Ic	中止（在词，词组或句子未完时停止） incomplete
	Pa	间隔（词句中不自然的间隔） pause
D 群	Rt	速度变化（说话速度突然变化） change of rate
	Voi	声音大小、高低音质的变化（由于紧张在说话途中突然变化） change of loudness，itch and quality
	RA	用残留的呼气说话（用残留的呼气继续发音） speaking on residual air
E 群	Oth	其他（A ~ D 群均不属于的） other

（二）伴随症状

口吃患者有时为了克服或纠正自身的言语困难而出现一些正常说话时所不需要的运动，见表7-2所列。

表7-2 口吃患者的伴随症状

部位	表现
构音器官	喘气、伸舌弹舌、嘴重、张嘴、下颌开合
颜面部位	眨眼、闭眼睛、张大眼睛抽噎、张着鼻孔颜面鼓起来
头颈	脖子向前后、侧面等乱动
四肢	四肢僵硬、手舞足蹈、用手拍脸或身体、用脚踢地，握拳
躯干	前屈、后仰、坐不稳

（三）努力性表现

努力性是口吃患者为了避免口吃或想从口吃状态中解脱出来所表现的解除反应、"助跑"样表现延长回避等，见表7-3所列。

表7-3 口吃患者的努力性表现

表现的侧面	内 涵
解除反应	出现口吃时努力从口吃中解脱出来，如用力、加进拍子、再试试等
助跑现象	在插入速度、韵律方面出现问题时，重复前面说过的部分词语，以便说出下面要说的而又说不出的词
延长	想办法将困难发的音延长，最终目的是将目的音发出来，前面有婉转、貌似思考的表现
回避	尽量避开该发的音，尽量不发目的音，放弃说话或用别的词代替，或用不知道回答，使用语言以外的方法如手势语等

（四）情绪性反应

口吃患者在情绪方面的表现，不仅体现在口吃发生时，有时还表现在要说话时、预感口吃时或口吃发生之后，见表7-4所列。

表7-4 口吃患者情绪方面的表现

表现的侧面	具体表现
表情	脸红表情紧张、表情为难
视线	将视线移开视线不定、偷看对方、睁大眼睛（吃惊的样子）、死死地盯着对方（吃惊的样子）
态度	故作镇静、虚张声势、采取攻击的态度、做怪相很害羞的样子、心神不定
行为	像害羞似的笑、焦躁、手脚乱动、屏息不出声、假咳嗽、从这个地方逃走（有此意图）、癫痫样发作、事先避开这种场面或对方
说话方式	开始很急、说话量急速变化、声音变小、说话单调将要说的话又咽回去

（五）一贯性和适应性

一贯性效果是指反复朗读同一篇文章时，在同位置、同一音节中出现口吃表现，这种表现在谈话中也常可见到。一般重度口吃患者的一贯性都很高。适应性效果是指在同一篇文章中反复朗读时每重复一次，口吃频率就降低一次，口吃越重适应性就越低。

（六）波动

波动是指在口吃的流畅期与非流畅期交替出现，常见于口吃的初期。例如儿童生活明显不规律时，包括生病、环境改变等原因，会造成口吃的波动。而后随着儿童年龄的增长及口吃的进展，流畅期会逐渐缩短，波动性变小。另外，口吃患者症状出现的频率或者口吃发生的轻重，也会随着外界环境的变化而产生波动。

（七）口吃的程度分级

根据口吃出现的频率，将口吃可分为轻、中、重度三种分级见表7-5所列。

表7-5　口吃的程度分级

程度	表现
轻度口吃	2min 内出现口吃 1~5 次，即说话时偶尔出现口吃，一般能表达自己的意愿
中度口吃	2min 内出现口吃 6~10 次，即说话时常出现口吃，但还能表达自己的意愿
重度口吃	2min 内出现口吃 10 次以上或无法说话，即说话时频繁出现口吃，很难表达自己的意愿

四、口吃的症状表现

（一）言语症状

1. 连发性　口吃患者讲话时，常会出现在某字上重复 3 次或 3 次以上才能继续说下去，如"北北北、北京天安门"或是"北京天天、天、天安门"，但是语句本身不中断。患者越严重，连发音就越多。连发性在儿童患者中较多见。

2. 难发性　难发性常见于患者说话第一个字就说不出来的现象。有时要经过一番努力才说出来，如"……请问生……新华书……怎么走？"说话时常出现越着急越说不出来，产生摇头跺脚、手足乱动等动作。这样会使患者自己感到说话困难费力，又害怕别人笑话，平时就不愿意多说话，直到非讲不可时才讲。

3. 中阻性　口吃患者在讲话时，如遇到自己平时最难发的字、词，心里会出现紧张、恐惧，甚至是呼吸急促的现象。这种现象的出现会导致患者原本流利的话语受阻，无法继续进行下去。如"你在哪所大学读书，是学、学学学……"。

4. 拖音性　这类口吃较少见，症状表现介于难发性口吃与连发性口吃之间，说话时常把句中的某个字发出来后把音拖长，才能把下一个字说出来。如"……今天有事……能来了"。

5. 无义重音　即说话时掺入一个与语句无关的音，如"……等着我"，很容易造成理解上的困难，此类口吃以儿童多见。

（二）伴随运动

患者为了摆脱自身言语困难而表现出来的动作称之为伴随运动。常见于口吃的发病初期，当患者遇到发音困难时，通过无意而产生如摇头、跺脚、身体摆动、吐舌、全身紧张等动作，把准备发出却还未发出来的音激发出来，患者认为是这些伴随动作能帮助自己发音。刚开始时，伴随运动可能对患者有一些帮助，但随着口吃的进展作用就不明显了。

（三）呼吸异常

呼吸异常是口吃患者较显著的症状。患者常表现为在发生口吃的同时呼吸会变得急促，甚至出现胸闷、气短等症状。

（四）肌肉痉挛

口吃发生时，会受到发音器官的抽搐性运动和肌肉痉挛，从而导致发音器官、呼吸不能正常运动。常见的有患者出现口吃时，面部出现痉挛，唇舌僵硬，全身颤抖等。

（五）心理障碍

大多数口吃患者都有着不同程度的心理障碍，如果在早期言语表达时受到过他人的嘲笑讥讽等会使患者感到自尊心严重受挫，对言语表达产生恐惧、逃避甚至出现自卑、胆怯等性格特征。长此以往，患者在每次进行言语表达时便会产生顾虑，越是顾虑口吃表现得越明显，形成一种恶性循环，导致症状越来越严重。

第二节 口吃的康复评定

每个口吃患者的症状表现都是不同的，而且都具有较大的偶然性。对口吃患者的评定一般要经过较长时间的临床观察，才能做出准确的评定。由于容易引起口吃的原因不同，所以在对每个口吃患者设定检查课题时，就要充分考虑到语音的种类、音节的组合、词汇的使用频率、抽象度、词句的长度及语法复杂程度等语言学方面的要素。另外，口吃表现是有波动性的，在进行口吃检查时要考虑此点。

一、学龄前儿童口吃的康复评定

学龄前儿童指的是尚未达到入学年龄的儿童，在我国通常是指年龄在5~6岁之前的儿童。由于学龄前儿童的阅读能力较低，评定时可做以下几项：

1. 询问家长 此法适用于年龄较小的儿童或不配合检查的儿童，以及一方面怀疑自己孩子口吃，另一方面又担心到医院检查给孩子造成不良影响的家庭。

2. 谈话 治疗师与儿童进行谈话或观察口吃儿童与其父母或抚养人的谈话，可以更加全面地了解到口吃儿童在实际生活中与人交流的情况。谈话内容尽可能符合儿童的兴趣。

3. 图片命名 根据儿童的年龄选取名词与动词的图片若干张，让儿童根据图片命名或进行动作的描述。在儿童描述的过程中了解其口吃的情况及特征。

4. 情景描述 让儿童根据所选择的情境画图片来用语言描述，以了解儿童在不同句子长度及不同句型中口吃的状况，必要时治疗师可适当地对儿童给予提示。

5. 复述和一起复述 可让儿童复述一篇小短文，以了解其口吃在被刺激及相伴复述时的改善情况。

二、学生期与成人期口吃的康复评定

1. 谈话 治疗师通过与患者的自由谈话来了解患者在日常生活中的说话状态，并且根据患者的语音种类掌握其口吃的特点。

2. 问答 治疗师通过提问的方式来了解患者的口吃状态。

3. 朗读 包括对单词字卡的朗读及句子卡片的朗读。以了解词头音不同口吃表现的差别，把检查结果与口语命名结果相比较；了解朗读时口吃的状态及口吃在句子内的位置，明确不同语法难度对口吃的影响、口吃的一致性和适应性的效果。

4. 单词命名 选取若干张名词与动词的图片，让患者进行命名，并根据患者的言语种类了解口吃的特点。

5. 情境描述 通过患者对句子的描述来了解其在不同句子长度及句型中口吃的特点。

6. 复述及一起复述 了解患者在被刺激及相伴复述的情况下口吃症状是否有所改善及改善的程度。

7. 对口吃的预感 在进行评定时，观察患者对特定的语音是否有口吃预感及其表现形式。

第三节 口吃的康复治疗

到目前为止，还没有找到造成口吃的明确病因，而且影响口吃波动和加重的因素也有很多，所以在训练前应充分了解患者口吃的类型以及所处阶段，并且根据不同阶段的特点来确定训练项目及方法。

一、学龄前儿童口吃的康复治疗

（一）对口吃儿童父母的指导

由于此阶段的儿童年龄较小且未上学，在生活中和交流中大部分由父母陪伴，在治疗儿童口吃的过程中，需要治疗师与父母的共同努力才能更好地实施治疗方案。

1. 控制语速 儿童由于其口唇和下颌的发育不及成人，移动的速度较成人慢，当儿童语速加快时，可能会出现重复和拖音的现象，还有可能出现语音形成与呼吸的不协调。有时儿童为了追随成人的语言节奏会不自主地加快语速，当语速快形成习惯时，再想减慢就有一定难度了。所以父母平时与儿童交流时尽量放慢自身的语速，那么儿童慢慢地就有可能相应的减慢语速。

2. 鼓励交流 父母经常对儿童谈论当时发生的一些事情，可使儿童流畅性言语增加。当具体的物体和事情摆在儿童的面前时，获取词汇的速度加快，儿童发音就会更加流畅。同时，父母要注意自身言语表达方式，避免对儿童使用命令式的语气，鼓励儿童在成人谈论某些事情时发表自己的看法。

3. 减少提问 谈话中对儿童提问的问题数量过多时，会导致儿童非流畅性言语增多。许多父母发现陈述句方式对减少孩子口吃有益处。所以在交流时应改变方式，尽量减少问题的数量，语气适中，不要让孩子感到你在给他做训练，否则孩子可能会拒绝交流。

4. 即刻重复 当3岁以下的儿童口吃时，我们可以小心地、简单流畅地重复他们刚才说过的话而不引起他对口吃的注意，非流畅性言语可以减轻。虽然这不是种愉快的交流方式，但可以使儿童知道我们已经明白他的意思而轻松愉快的交流，这种"重复"谈话技巧要在治疗的2~3个月后逐渐停止。如果儿童认为这种"重复"是在取笑他们时即终止使用。

5. 倾听与关注 多数儿童说话时要求我们关注他们，注视他们的眼睛，全神贯注地倾听他们的说话，不希望我们边听边做其他的事情，如果我们倾听与关注不够，就有可能导致儿童说话不流畅。

6. 改善环境 家长尽量要为儿童创造一个安定的环境，消除儿童的思想负担，从而减轻患儿口吃的症状。多给予儿童安慰和鼓励，不要使周围的人过分注意孩子说话的缺陷，不要模仿、嘲笑孩子，不能粗暴地中断孩子讲话，与孩子交流时应放慢语速，降低音量，引导孩子树立克服口吃的信心。

（二）对口吃儿童的训练

1. 呼吸训练 口吃患者常见的症状有深呼吸，喉头与口腔气流中止喘气、说话气流不足、长句"拖延"等。呼吸气流的控制可能对儿童来说较难，因此需要设计一种儿童可以放松呼吸，回到正常呼吸模式的游戏。

2. 速度、节律训练 减慢语速可减少单词重复的次数，易化起始音的发出。我们要求儿童缓慢地说话并示范如何缓慢说话，同时，杜绝儿童时快时慢的波浪式语言。如果儿童喜欢唱歌，我们可以用一些词或音节唱歌形成定的节律，会使儿童放松，唱歌时可以用拍手或者用木棍敲击桌面以获得节律效应，但节拍手段应多样化，也可以利用敲鼓或弹奏琴键来训练节律。

3. 控制音量 为了减轻口吃，我们让儿童轻柔地说话，虽然这样可能会导致轻微多次阻塞或重复，但是没有气流中止的阻塞现象，这样口吃就有所改善。

4. 语音训练 一般情况下，元音、浊辅音、清辅音会对口吃儿童说话时口吃产生影响，词的起始音与终止音对喉功能也能造成影响。因此，许多口吃儿童当遇到起始音为元音或双元音时，口吃更加严重，有时发起始词困难，出现停顿现象。

5. 放松训练 儿童说话有时似乎在挤出某个单词，胸腹部肌肉僵硬紧张，这时治疗师可一边轻轻按摩其腹部，边说"保持你的肚子软软的"，即可达到放松的目的。

6. 反馈 治疗师和父母在治疗过程中尽量不要用评价性的单词，多用以称赞性的话语，让儿童感到不必费力说话，我们也能参与他的谈话。

二、学生期与成人期口吃的康复治疗

（一）语速与韵律训练

针对语速过快的患者可以选择用节拍器帮助其控制说话的速度，可根据节拍器上不同的刻度，训练时按照要求设定速度，从每分钟 40 拍节开始逐渐提高速度，或直接用口吃训练仪器训练。或者可选用一些单词让口吃者将字与字之间用韵律连起来，训练时先用"哼"语的方式将单词读出来后，再用口语读出；熟练以后就用同样的方式训练句子。

（二）齐读训练

是指治疗师与患者同时进行同一内容的朗读。这种方法可以立即减少不流利语言的数量。这是因为改变了说话者的听觉反馈引起的。

（三）听觉反馈仪器的训练

近几年，人们发现把自己说话的声音延迟 0~220ms，运用录音装置通过耳塞重现说话声音或变频声音反馈给口吃者，会使患者的言语流利性得到提高。年龄越轻，对延迟听觉反馈效应越敏感。但是这种方法只对部分口吃者有效，而且应在医生的指导下应用。

（四）其他治疗方法

1. 呼吸训练 口吃者的呼吸器官、发音器官一般正常，但口吃者说话时常常呼吸紊乱，呼吸方式不当，或呼吸和发音不协调。采用符合发音规律的呼吸疗法，如练习呼吸操，进行呼吸和发音的协调训练，结合其他治疗方法可进一步改善口吃。

2. 心理治疗 成年口吃者比儿童存在更严重的心理伴随症状，表现为逃避与外界的言语交流，所以很多学者认为治疗口吃的重点应放在对患者心理障碍的去除上，心理治疗应贯穿于口吃治疗的全过程。

3. 药物治疗 如抗焦虑药、抗抑郁药、钙通道阻断剂、支气管扩张剂等药物都能在一定程度上起到改善口吃的作用。常用的药物有氟哌啶醇，对口吃的治疗有一定效果，但不良反应较大，而且容易引起药物的依赖。

三、口吃治愈的标准

根据 Silverman 标准，一个成功的口吃治愈需要符合以下条件：
（1）患者言语不流利的数量能在正常范围内。
（2）患者流利的程度在正常范围内至少持续 5 年。
（3）患者本身不再认为有流利性障碍或再次发生此类问题。

第八章 听力障碍

第一节 概　述

一、定义

听力障碍（Dysaudia）是指听觉系统中的传音、感音以及对声音综合分析的各级神经中枢发生器质性或功能性异常导致听力出现不同程度的减退。听力学对于听力的轻度减退称为重听（Hypacusia），对于重度听力障碍称为聋（Deafness），临床也常将二者混称为聋。

听力语言障碍（Deafness And Dumbness）是指由于听力障碍导致言语功能障碍的一组疾病。听力障碍会影响语言的获得和表达，儿童在 3 岁以下或 3 岁前后由于先天或后天原因导致双耳重度耳聋，这样的人因为不能通过对声音进行学习而无法获得语言，也称为聋哑或聋人（Deaf）。而在成人期因为各种原因导致的双耳重度耳聋，也会因为不能对说话声进行听的反馈而影响说话者的语音语调，同样会对社交产生影响。

二、解剖与生理

（一）听觉系统的解剖

听觉系统主要包括听觉器官、听神经、听觉的中枢神经系统及它们之间的连接网络，是人类接收、感受、传递和处理声音信息的重要系统。听觉器官分为外耳、中耳和内耳。

1. 外耳　由耳郭、外耳道和鼓膜构成。耳郭的形状有利于声波能量地聚集及声音的收集。外耳道是声波传导的通道，成人长 2.0～2.5cm，能进行有效的共鸣，并加强较弱的声波振动，引起鼓膜振动。鼓膜为介于外耳道与鼓室之间的椭圆形半透明薄膜。

2. 中耳　由鼓室、咽鼓管、乳突窦和乳突小房构成，为含气的不规则腔道。中耳向外借鼓膜与外耳道相隔，向内毗邻内耳，向前借咽鼓管通向鼻咽部。鼓室为鼓膜和内耳外侧壁之间的含气不规则空腔，由6个壁围成，主要与声音的空气传导有密切关系的鼓膜、听骨链以及鼓室肌肉均位于鼓室内。成人咽鼓管全长3.5~4.0cm斜向前内下方，近鼓室的1/3为骨部，近咽的2/3为软骨部，两部交界处为咽鼓管峡，是咽鼓管最窄的部分。咽鼓管是沟通鼻咽腔和鼓室的管道，当张口、吞咽以及打呵欠时咽鼓管的鼻咽侧得以开放，能调节鼓室内外气压平衡。

3. 内耳 其形状不规则，结构复杂而精细，也称为迷路，由骨迷路和膜迷路构成。骨迷路和膜迷路之间充满外淋巴液，而膜迷路含有内淋巴液，内外淋巴液互不交通。骨迷路由致密骨质围成，从前向后沿颞骨岩部长轴依次为耳蜗、前庭和骨半规管三部分。膜迷路是套在骨迷路内封闭的膜性管和囊，主要结构有椭圆囊和球囊、膜半规管、蜗管。

4. 听神经 由听神经元及其神经纤维组成，人耳每侧约有30000个听神经元，听神经元的胞体位于耳蜗骨螺旋板位置，并聚集在一起形成螺旋神经节，螺旋神经节的树突末梢穿越骨性螺旋板分布到相应部位的毛细胞，轴突则汇入蜗轴的中心管道中集聚成束形成听神经。听神经通过内听道止于延髓和脑桥交界的蜗神经核。

5. 听觉的中枢神经系统 主要由脑干及以上与听觉有关的中枢神经系统组成，包括了从脑干到大脑听觉皮层之间不同层级以及不同位置上的神经核团，这些神经核团共同组成了听觉传导通路，听觉信息在这条通路上依次向上传送，也会向下传送。

（二）听觉生理

1. 声音的特征 声音是指由一定能量作用于可振动的物体而产生的机械振动。能够发出声音的物体称为声源，声音在空气中传播是声源振动后引起空气分子疏密相间地向四周传播，这种形式称为声波。人耳可感受到空气振动的疏密波刺激，但其振动频率必须在一定范围内，且要达到一定的强度才能产生听觉。人类能够感受的声波频率20~20000Hz，其中对1000~3000Hz的声波最敏感。

在声音测试中常用的测试声音，分为纯音和复合音两类。纯音指单一频率的声音，或者是声压随时间做正弦函数变化的声波；复合音指含有多种频率的声波，常见的有谐音、噪声以及语声。

2. 声音传入内耳的途径 分空气传导和骨传导两条路径，正常以空气传导为主。

（1）空气传导：是声音通过耳郭、外耳道、鼓膜以及听骨链传导声音的过程，是声音在生理状态下传入内耳的主要形式，日常人们提及的听力水平主要就是针对空气传达路径而言的。在声音的空气传导路径下，耳郭起到收集声音的作用，外耳道则对声音起到传递和共振作用。鼓膜相当于一个压力感受器，接受声波的冲击而振动，与鼓膜相连的中耳重要结构是听骨链，是由锤骨、砧骨和镫骨三块听小骨链接而成，连接鼓膜和内耳耳蜗的前庭窗。鼓膜、听骨链组成了中耳非常有效的声音传递和放大的杠杆系统。

（2）骨传导：是声波通过颅骨的振动使内耳的外淋巴液产生波动，并刺激耳蜗的螺旋器产生较弱听觉的过程。在正常听觉过程中，由骨导传入耳蜗的声能极其微小，故没有实用意义。但骨导听觉常用于耳聋的鉴别诊断，所以临床上也会给予注意。

外耳和中耳的疾患引起的耳聋为传导性耳聋。此时骨传导尚可部分代偿其功能，故不会产生完全性耳聋。内耳、蜗神经、听觉传导通路及听觉中枢的疾患引起的耳聋，为神经性耳聋。此时空气传导和骨传导途径虽然正常，但均不能引起听觉，为完全性耳聋。

3. 双耳听力 双耳的解剖位置在声音的定位、回声抑制和在复杂环境中随意提取所需声音方面起到重要作用。首先，由于双耳的距离差异，声音会首先达到离声源近的一侧耳，然后到达离声源远的一侧耳，因此，造成了双耳之间的时间差异，同时，声音在颅骨两侧传递之间的衰减，也为声音的定位提供了信息。其次，双耳对声音的分析能力，可以有效地将所需声音从环境声中提取出来，有利于听者对目的声音的注意和理解。最后，双耳对于声音的次序获得，还会有效抑制环境产生回声对于听觉的影响。

4. 听觉掩蔽 当两个声音同时呈现时，一个声音会受到另一个声音的影响而减弱，即为声音的掩蔽现象。一个可听声音由于其他声音的干扰而使听觉发生困难，前者必须增加声音的强度才能被重新听到，这种现象就称为掩蔽效应。

三、听力障碍的分类

（一）按病变部位和听力障碍的性质进行分类

1. 传导性听力障碍 又称为传导性聋。是由于各种原因引起的外耳道、中耳的病变，导致经空气径路传导的声波受到阻碍，致使不同程度的听力减退。常见病因为：①炎症。急慢性化脓性中耳炎，分泌性中耳炎，急性乳突炎，外耳道炎，外耳道疖肿等；②外伤。颞骨骨折累及中耳，外伤性鼓膜穿孔等；③异物或其他阻塞：外耳道异物，耵聍栓塞以及肿瘤等；④先天性的异常。先天性外耳道闭锁，听骨链畸形以及其他中耳传导结构的发育异常或缺失等；⑤过敏。主要见于严重的花粉过敏引起的外耳道阻塞及诱发中耳炎进而导致听力下降。

2. 感音神经性听力障碍 又称感音神经性聋。指内耳感音结构及神经传导通路由于器质性病变导致声音的感觉与分析或声音信息的传递受到阻碍，导致声音感受障碍和声音信号传输障碍产生的听力减退。其病因常见为：①噪声性聋。指急性或慢性强声刺激损伤听觉器官而导致的听力障碍；②爆震性聋。指突然发生的强大压力波和强脉冲噪声引起的鼓膜和耳蜗急性损伤；③特发性突聋。指突然发生的原因不明的感音神经性聋，可能与内耳供血不足、病毒感染、膜迷路积水或窗膜破裂有关，部分患者有自愈倾向；④自身免疫性聋。多发于青壮年的双侧感音神经性聋，耳聋特点为同时或先后出现、非对称性、进行性、波动性听力损失，可伴前庭症状，免疫抑制剂对部分患者有效；⑤创伤性聋。头颅外伤、耳气压伤或急慢性声损伤导致内耳损害而引起的听力障碍；⑥其他。药物性耳聋、老年性耳聋、感染中毒性耳聋、肿瘤和相关性疾病耳聋等。

3. 混合性耳聋 中耳、内耳病变同时存在，影响声波传导与感受所造成的听力障碍称为是混合性聋。导致混合性聋的病因可以是一种病变同时损伤了耳的传音和感音系统时，如耳硬化症累及中耳和内耳、爆震性耳聋同时引起鼓膜穿孔和内耳的损害、急慢性化脓性中耳炎并发迷路炎，这时的耳聋就兼有了传导性聋和感音神经性聋的特点。也可以是不同的疾病分别导致中耳和内耳或听传导通路的功能障碍所引起，如慢性分泌性中耳炎合并突发性耳聋、慢性化脓性中耳炎合并老年性聋等。混合性聋在临床的表现多为两种耳聋的混合表现，以耳闷堵作为主诉的较多，治疗应该分别处理中耳和内耳的病变。

4. 中枢性聋 是指中枢听觉神经系统的功能受损而致的听功能缺陷，病变位于脑干与大脑，累及蜗神经核及其中枢传导通路、听觉皮质中枢时导致的耳聋。可由外伤、感染（如脑炎、脑膜炎、梅毒）、多发性硬化、脑血管意外、颅内肿瘤等造成。

5. 功能性听力障碍 即功能性聋，又称精神性聋，系因精神因素或心理因素致聋的非器质性疾病，多见于成年癔症患者。本病会突然痊愈，也接受暗示的治疗，往往预后很好。

（二）按耳聋发生与言语功能发育之间的关系分类

听障儿童按耳聋发生与言语功能发育之间的关系可分为语前聋、语中聋、语后聋。

1. 语前聋 指在言语获得之前发生的听力损失，正常儿童一般在 3 岁左右为言语获得的关键时期。因此语前聋多发生在 3 岁之前的幼儿。

2. 语中聋 指在言语获得时期发生的听力损失，主要发生在 3～6 岁的儿童，言语发展期发生的听力损失。

3. 语后聋 指在言语和语言已经获得后发生的听力损失，一般是发生在 5～6 岁或者 6 岁以上的儿童。

（三）按耳聋的时间分类

导致儿童听力障碍的原因多为先天性因素，包括出生前后各种因素以及遗传性因素。听障儿童按耳聋发生的时间分为先天性聋和后天性聋。

1. 先天性聋　一般指胎儿或婴儿在孕期、分娩期及产后最初数日内发生的耳聋，即出生时已存在听力损失，接近一半的先天性皆是遗传因素引起的。具体病因可分为：①遗传因素。21 - 三体综合征、13 - 三体综合征和18 - 三体综合征是导致耳聋的最常见的染色体异常疾病；②孕期原因。孕期用药，母体孕期感染，怀孕期的糖尿病、肾炎、腹部 X 线照射等，均可影响胎儿内耳的发育导致耳聋；③产期或产后因素。新生儿黄疸、新生儿核黄疸、新生儿窒息及新生儿溶血病是常见的引起耳聋的疾病。

2. 后天性聋　小儿后天性聋常见病因为各种传染性疾病、耳外伤、中耳炎、药物性聋等。

第二节　听力障碍的康复评定

一、听力检查

听力检查是对受试者的听力情况做出量化的评估，是听力学中重要的检查手段。在康复医学上，正确的判断受试者的听力水平直接影响治疗者采用的康复手段。

（一）基本概念

1. 分贝与零分贝　分贝（dB）是声音音量的大小，在听力学检测中，指某一频率声波造成的环境大气压变量大小的相对量，即声压。零分贝（0dB）是指正常成年人所能感受到的最微弱的声压，它的绝对值并非为零。

表 8 - 1　生活中常见声音的分贝值

分贝（dB）	生活中常见的声音
10～15	耳语声
40～50	一辆悄悄行驶的小汽车，或者是一间不太安静的办公室
50～60	在 5m 的距离普通的说话声
70～80	非常响的收音机或电视机的声音
>120	喷气式飞机

2. 频率（Hz）　是指单位时间内物体振动的次数或周期数，单位为赫兹（Hz）。人听觉的感受范围是 20～20000Hz，这一频带称为声频，低于 20Hz 的声音为次声，高于 20000Hz 的声音为超声。

3. 听阈（dB）　是指在听觉频率（20～20000Hz）以内能引起听觉的声音最小声压值，以 dB 表示。

4. 语言"香蕉"图　语言"香蕉"图是指根据正常人的语言频率分布和强度分布的范围描画出的曲线，形似香蕉，因此称"香蕉"图。语言"香蕉"图是由一群人用正常音量说话，说话人在距离 1m 处用声级计测出言语的频率和强度的分布范围。在"香蕉"图的分布上，/i/、/u/、/m/的频率在 250～500Hz，强度在 30～50dB；/a/、/o/、/e/的频率在 500～1000Hz，强度在 40～55dB；而/zh/、/ch/、/sh/的频率在 2000～3000Hz，强度在 10～30dB；/z/、/c/、/s/则在更高的频率 4000～6000Hz，强度却在 10～25dB。可见元音多在中、低频率的范围内，而且声音强度高；辅音多在高频率范围内，但声音强度低。

5. 主观测听　是依据受试者对刺激声信号做出的主观判断记录测听结果，又称行为测听。主观测听经常会受到受试者主观意识、情绪、智力水平、年龄、文化程度和行为能力配合的影响，所以在一些情况下（如伪聋、智力迟滞、婴幼儿、失语症、肢体瘫痪等）检测结果并不可靠。主观测听法包括行为测听法、秒表试验、音叉试验、纯音听阈检查以及语言测听等。

6. 客观测听 是指不依赖于受试者的行为配合，不受其主观意识的影响，利用检查仪器对受试者听力进行测试的结果进行分析判断。该测听法较为客观、可靠，但判断结果与操作者的经验和水平相关。临床上常用的客观测听法有声导抗测听、电反应测听和耳声发射测听等。但客观测听的频率特异性较差，不能全面反映受试者的听力状况，因此，不能替代主观测听法。

（二）听力障碍的分级诊断

1. 听力障碍的程度分级 根据世界卫生组织（WHO）1980 年标准，听力障碍按照语言频率 500Hz、1000Hz 和 2000Hz 的平均听阈计算，将耳聋分为五级（表 8 − 2）。

表 8 − 2 听力障碍分级标准

听力障碍程度	平均听阈（dB）
轻度	26 ~ 40
中度	41 ~ 55
中重度	56 ~ 70
重度	71 ~ 90
极重度	≥91

2. 2011 年听力残疾分级标准 根据 2011 年《残疾人残疾分类和分级》标准，3 岁以上人群的听力残疾分为四级（表 8 − 3）。

表 8 − 3 听力残疾分级

级别	听觉系统的结构和功能	较好耳听力损失（dB HL）	理解和交流等活动
一级	极重度障碍	>90	不能依靠听觉进行言语交流，理解和交流等活动极重度受限
二级	重度障碍	81 ~ 90	理解和交流等活动重度受限
三级	中重度障碍	61 ~ 80	理解和交流等活动中度受限
四级	中度障碍	41 ~ 60	理解和交流等活动轻度受限

（三）主观测听技术

1. 行为测听法（Behavioral Observation Audiometry，BOA） 又叫行为观察测听法，是通过观察 1 岁以下受试小儿受到声音刺激后所引起的听性反应来判断测听结果的一种方法，属于被动反应测听方法。在测试时周围环境要求安静无噪音，小儿处在平静状态下，测试声源可以选择复合声源如玩具小鼓、哨子、小喇叭，测试时避免声源物品接触到小儿或被小儿看见。给声后根据小儿的反应进行观察，6 个月以下小儿会出现惊吓反应、瞬目反射及唤醒反应，6 ~ 12 个月小儿会出现声定位反应，即头转向声源一侧。由此可以粗略判断小儿对声音的敏感性，是一种粗略筛查听力异常的方法。

2. 纯音听阈检查法 又称电测听法或听力计检查法，是利用不同频率、不同强度的纯音作为测试声源，分别测试受试者的骨导听阈和气导听阈，对受试者的听力水平做出量化的评估并能绘出听力曲线，是目前医院中最常见的听力检查。适合 3 岁以上智力正常的儿童以及成人的听力检查。主要用来判断听力障碍的类型、估计病变部位以及评价助听器的验配。常见的听力计可以测出 125 ~ 8000Hz 的不同频率的听阈，在网格状听力图上以曲线表示，称为听力曲线。听力图的纵刻度为声强，以"dB"表示，横刻度为频率，以 Hz 表示，气导右耳用"○"来记录，左耳用"×"来记录，骨导右耳用"［"来记录，左耳用"］"来记录，分别按频率顺序描记在网格线上，连线后就是听力曲线。

（1）气导测听：为测试者佩戴耳机时红色标记为右侧，蓝色标记为左侧，将耳机中央对准测试者耳道口，将头带固定。测试强度由低到高，先给予30dB的1000Hz纯音选择听力较好的一侧开始。

（2）骨导测听：测试方法与气导测试大致相同。不同的是把骨导测试所用的耳键放置于乳突的位置上，测试频率选择包括1000Hz、2000Hz、4000Hz、500Hz、250Hz。

3. 条件探索听力反应检查（Conditioned Orientation Reflex，COR） 是一种附加强化条件刺激的行为测听法，常选择视觉刺激作为听觉的强化条件，检查时利用扬声器给声，选择不同频率的啭音作为刺激声源，每次给声时都附加一个视觉刺激强化儿童地转头反应，选择的视觉刺激一般为可发光活动的玩具如会闪光打鼓的小熊等，当小儿对声音的定位反应被强化固定下来时，则逐渐减低声音的强度以测出小儿对声音的听觉反应阈值。此方法测出的是小儿健耳的听觉能力。适合于双侧耳听力异常的筛查，另外也可作为评测小儿注意力以及声定位能力的工具，应用于脑瘫语言智力发育迟缓的小儿检查和训练中。

4. 游戏测听 与纯音听阈检查法原理类似，是通过设计趣味游戏，引导孩子参与并对听到的声音做出及时的反应，从而完成听力测试的一种方法，常用于2.5～5岁的儿童。测试方法：测试人员首先要给受试儿做一示范，例如，听到声音后将盘中的玻璃球取出，教几遍以后待孩子完全领会指令后再开始测试。给声的初始强度可根据已知的听力结果或通过行为观察的结果确定，一般为阈上15～20dB SPL。测试者按照"减十加五"的原则，依次测试1000Hz、2000Hz、3000Hz、4000Hz、500Hz、250Hz共六个频率的听力阈值，并逐一记录。

5. 言语测听 言语测听法是将标准词汇录入磁带或唱片上，通过耳机和自由声场对受试者进行测试。主要测试项目包括言语接受阈和言语识别率。正常受试者能够听懂50%以上的词汇。言语测听法目前主要在助听器的验配、人工耳蜗术后康复评估和训练中应用。

（四）客观测听法

1. 声导抗测听法 是临床中最常用的客观听力检查法，能对中耳病变及面神经病变进行诊断与鉴别。正常时，声音经过外耳道到达鼓膜，一部分声音能克服中耳传音系统的阻抗后继续向内耳传导，另有一部分则会被直接反射回外耳道而损失掉；外耳道压力的变化可以使鼓膜的张力发生变化，因此，中耳对于声音的传导效能也会随之变化。声导抗测试就是利用这一特性，通过测量中耳传音结构的阻抗随外耳道压力的动态变化，从而客观地反映了中耳传音系统和脑干听觉通路功能。声导抗的检测内容包括鼓室导抗测量和镫骨肌声反射两项内容。鼓室导抗测量是通过测量鼓膜外侧声能传递过程的变化，了解中耳功能的状态。镫骨肌反射即声反射，是指在足够大强度的声刺激时，中耳镫骨肌反射性收缩，以保护内耳免受损伤，是一种保护性反射。

2. 听性脑干反应（ABR） 当一定强度的声音刺激听觉器官，听觉系统就会发生一系列的电活动。通常使用一定频率的短声重复刺激听觉系统，在头颅表面记录电位变化，可据此估算客观听阈及诊断听觉系统病变。ABR的波形、潜伏期、波间期是诊断和鉴别耳蜗性病变及蜗后病变的主要方法，目前是临床应用最广、实用价值最大的电生理检查方法。

ABR测试时采用每秒20～30次短声刺激，记录电极置于受试者前额发际或头顶，参考电极置于同侧耳垂或乳突，以远场方式记录和放大叠加1000次。脑干诱发电位由潜伏期1～10ms的7个正向波组成，根据出现的先后顺序依次用：罗马数字来表示，即波Ⅰ、Ⅱ、Ⅲ、Ⅳ、Ⅴ、Ⅵ、Ⅶ。计算各波之间相差时间和，能引出波形的最小声音，可客观地评估听力的状况和脑干病变。临床上Ⅰ～Ⅴ波较为重要，听力正常者Ⅰ、Ⅲ、Ⅴ三个波较稳定，而Ⅴ波的出波率最高，最为稳定。

同时，Ⅴ波的反应阈值与主观听阈较接近，一般为主观听阈上0～20dB。所以临床上常以Ⅴ波作为听阈的检测波。

3. 耳声发射（Otoacoustic Emission，OAE） 是一种产生于耳蜗，经听骨链及鼓膜传导释放入外耳道的音频能量。反映出耳蜗不仅能被动地感受声音信号，而且还具有主动产生音频能量的功能。利用高敏度特殊的仪器对这种能量进行探测并记录，称为耳声发射检测。通过耳声发射测试可以了解内耳耳蜗功能是否正常，判断感音神经性听力损失的病变部位，是听力损失确诊的诊断性检查之一。由于耳声发射检测的客观、简便、无创、灵敏、省时的特点，目前，是我国婴幼儿听力筛查的首选方法。新生儿要进行听力筛查，未通过耳声发射检查的要进一步进行听觉脑干反应检查，以便于耳聋的早发现早治疗。

二、听力障碍儿童的言语评定

听力障碍儿童是指在婴幼儿期因先天因素或在幼儿期因后天因素所导致的听力下降而且经治疗不能恢复正常听力的个体。听力障碍的儿童往往不能获取真实的声音水平或根本不能获取声音的概念，也不能对自己发出的声音反馈调整，这会严重影响儿童的语言以及相关的社会发育、情绪发育和学习的能力，因此对于听力障碍儿童进行语言评价，是十分有利于对其进行康复训练的。

（一）听觉察知能力

1. 评定目的　考察听障儿童在听力补偿或听力重建后，有意识地判断声音有无的能力，当听障儿童能对有声和无声做出反应时，表明他已具备基本的听觉察知能力。

2. 评定内容及工具　可用主频明确的滤波复合音（如鼓、双响筒、锣等）、环境声、林氏六音（/m/、/u/、/a/、/i/、/sh/、/s/）等。

3. 评定方法　包括评定前准备、熟悉被试、明确指导语、正式评定、结果记录与分析、方案制订六个过程。评定前的准备主要是对评定环境、评定过程中所用的评估工具、记录及分析表、强化物等的准备。方法：在环境安静中，由治疗师在患者不经意的状态下给声，并观察此时患者的反应。如果患者能够做出相应的反应，则由治疗师给声，要求患者听并做出主动反应。

（二）听觉分辨能力

1. 评定目的　考察听障儿童分辨声音相同和不同的能力，主要指分辨声音的时长、强度、语速和频率等特性的能力。

2. 评定内容及工具　评定内容包括无意义音节分辨和有意义音节分辨两部分。评估工具可采用纸板式评估卡片，由治疗师发出声音让患儿分辨；也可采用计算机软件，由系统给声并让患者指认。两类评估方法的评估内容都包括时长、强度、语速和频率四个方面。

3. 评定方法　听觉分辨能力的评定包括评定前准备、熟悉被试、明确指导语、正式评定结果记录与分析、方案制订六个过程。评定方法：在环境安静中，让患者指出两个声音相同还是不同，或指出声音由哪里发出。结果记录：得分（%）= $(3x-n)/3x \times 100\%$ （x 为测试题数；n 为错误次数，即 0 的个数）。结果分析：总分 <80%，需要立即干预；错误项目分析错一次，需要进行巩固，错两次，需要对听障儿童进行强化训练；如果全错，则需要对听障儿童进行感知训练及多感官结合训练。

（三）听觉识别能力

1. 自然环境声识别

（1）评定目的：考察听障儿童将声音和对应的事物之间建立联系的能力，主要判断听力障碍儿童佩戴助听器或植入人工耳蜗后的听觉功能、补偿或重建效果以及对自然环境各种音响的适应能力、辨别能力。

（2）评定内容及工具：每种声响都有其特定的主频范围，评定内容可选择 20 种日常声响，分为 4 组，每组 5 张测试图片，每次测试可随机选择一张测试图片，其余 4 张作为陪衬图片，20 张图片共循环 5 次完成。评估工具可采用纸板式测试卡片、"自然环境声响识别"测试记录表、音响设备或电脑。

（3）评定方法：测试在较安静房间进行，用录音机播放测试音，扬声器被置于被试者正前方 1m 处，并与听力障碍儿童助听器在同一高度，其声压级控制在 65dB SPL 左右。考虑到听力障碍儿童的心理特点，所以用听声识图游戏法评估，测试在 10min 内完成，按测试表格记录，结果计算公式：识别得分（%）＝（正确回答数/测听内容总数）×100%。

2. **语音识别** 语音识别分为韵母识别和声母识别。韵母是汉语的主要语音成分，每个音节都离不开韵母，韵母也可以独立成为音节并在音节长度和语音能量方面占有很大的优势。声母往往不能离开韵母而单独发出音来，它总是伴随韵母前后与韵母一起作为识别信息的工具。声母频谱范围一般在 3kHz 以上，远较韵母频率高，听力障碍儿童高频听力损失显著者居多，声母识别难度较大。

（1）评定目的：通过韵母识别评估听力障碍儿童的听觉功能及语音能力，对指导康复训练提供理论依据。通过声母识别可以评估听力障碍儿童听觉功能及助听器对高频听力损失的补偿效果。

（2）评定内容及工具：选用《汉语拼音方案》韵母表中 31 个韵母按照语音测试词表编制规则组成 75 个词，编成 25 组，每组由 3 个词组成，全部配有彩色图片。《汉语拼音方案》有 21 个声母，按照语音词表编制规则组成 75 个词，编成 25 组，每组由 3 个词组成，全部配有彩色图片。

（3）评定方法：测试方法有听说复述法和听话识图法两种。听说复述法主要评估听力障碍儿童的语音听辨能力和发音水平，听话识图法主要评估语音听辨能力和助听器效果。具体操作内容为：以组为单位出示图片，随机选择 1 张图片为测试词图片，其余 2 个即为陪衬词图片，发出测试词语音，要求被试者选择相符合的图片或复述语音。25 组图片循环出示一次即可完成测试。识别得分（%）＝（正确回答数/25）×100%。

3. **声调识别**

（1）评定目的：汉语的声调同韵母、声母一样占有重要地位。同音单音节声调识别主要了解听力障碍儿童的声调识别能力，双音节声调识别主要评估听力障碍儿童对声调的识别及理解能力。

（2）评定内容及工具：评定内容设计 6 种不同声调组合，包括一声与二声、一声与三声、一声与四声、二声与三声、二声与四声、三声与四声，每种声调组合包括三个测试项，每个测试项包含两个元音和辅音相同而声调不同的测试词，每个测试词均配有声音、文字、拼音和图片。评定工具选择相关纸质测试卡片、音响设备或装有测试系统的电脑。

（3）评定方法：测试时，首先让听力障碍儿童位于参考测试点，在一小桌前坐好，测试条件同自然环境声识别。进行单音节声调识别时，出示 3 张标有声调符号的卡片，用听声识图法进行测试，被试者可根据发声词分别选出图片。若采用听说复述法测试，要求只要声调回答正确即得分。进行双音节声调识别时，每 5 组 3 张图片出示图片时同时发音，待图片在被试者面前摆好后再随机选其中一个图片发音，让被试者选择。循环一次完成测试。

4. **数字识别**

（1）评定目的：本测试主要了解听力障碍儿童对于数字的识别能力。

（2）评定内容：0 ~ 10 的数字卡准备 5 套，每套随机抽出 5 个，作为一组，同法编出 5 组。

（3）评定方法：测试者与被试者并排而坐，且位于被试者较好耳一侧或助听设备接收侧，采用听话识图法测试：每次出示一组 5 张图卡，首次分别读出其中 2 张所示数字，被试者要求根据发音选出相应字卡，5 组做完为一循环；第二次循环出示卡片时分别读出剩余 3 张卡片，被试者要求根据发音选出相应字卡，循环两次可完成测试。被试者容易错答的数字应做记录，以便分析原因，进一步改进康复手段。测试结果计算：识别得分（%）＝（正确回答数/测听内容总数）×100%。

（四）**听觉理解能力**

1. **评定目的** 判断听力障碍儿童佩戴助听设备后，对韵母、声母、声调在单词中的综合听辨能力。进一步测试还可以评价听力障碍儿童佩戴助听设备后感知和分辨连续语言能力及听觉功能水平。

2. **评定内容** 选择听力障碍儿童熟知的 20 个句子，分成四组，每组由 5 个句子组成，全部配有图片。可选用"听说复述法"或"听话识图法"测试。

3. 评定方法 选用"听说复述法"可根据每句关键词是否正确计算得分（每个关键词 2 分共 50 个关键词）；"听话识图法"以每组 5 张图片为单位出示图表，可随机分别读两张图片让患者识别，依次测试，待第二次循环时再将之前未测三张图片分别读出让被试者识别，保证每个词都有发音机会。计算得分方法同自然环境声识别。

（五）言语功能评定

听障儿童的言语障碍主要是由于听力障碍导致的，儿童一般在 7 岁左右完成言语发育，在语言获得之前特别是婴幼儿时期的中度以上的听力障碍所导致的言语障碍都要接受听力言语康复训练。

1. 评定目的 判断言语障碍的性质、原因及严重程度，为制订个性化针对性强的言语障碍康复方案提供依据，对言语训练疗效做出评价，评判言语康复方案设计的优劣。

2. 评定内容 言语功能评定主要采用主观评估和客观评估相结合的方式，按照言语五要素进行，即包括呼吸、发声、共鸣、构音和语音 5 个方面。主观评估主要包括自然交谈观察和言语器官的检查、言语量表评定（如 Frenchay 评定量表）等；客观评估主要为言语声学参数测量，如呼吸功能评定的参数有最长声时（MPT）；发声功能评定参数有嗓音基频、基频微扰等；共鸣功能的评定采用第 1 共振峰和第 2 共振峰、鼻流量的测定等，而构音障碍的评定采用口腔轮替运动速率等，言语障碍的评定详见相关章节。

第三节 听力障碍的康复治疗

一、常见听力障碍的预防

听力障碍影响语言的发育，也影响智力、心理和精神神经方面的发育，它给机体带来的障碍是多元性的，既有生理方面的，又有社会方面的。我国耳聋患者的绝对数是庞大的，每年新增加的聋儿数量也是惊人的。因此，我们不但要有相对规范的治疗康复手段，更要有相对完善的预防措施。

（一）优生优育

优生优育是避免遗传性听力障碍的有效途径。对于有遗传性疾病家族史的要进行遗传学检查和评价，避免近亲结婚，强调婚前医学检查都是不可少的。

（二）孕期预防

妇女在怀孕期间，尤其在前 3 个月以内，往往是胎儿内耳的发育阶段，要注意避免接触耳毒性药物、物理射线的照射、病毒感染、一氧化碳中毒等易引起胎儿内耳发育畸形的因素。

（三）婴幼儿期听力障碍早发现、早诊断、早治疗

4 岁以下的婴幼儿听力能力对于语言的习得非常重要，不同程度的听力障碍可以导致小儿语言发育迟滞、构音障碍以及不能获得语言。早期发现儿童听力障碍，早期进行介入干预，可以避免因听力障碍带来的社会沟通能力障碍，具有现实意义。

（四）避免应用耳毒性药物

临床上要合理用药，避免使用耳毒性药物如链霉素等氨基苷类抗生素，尤其婴幼儿、有家族成员易感的、以往应用过类似药物的及听力轻度异常的个体要避免使用可能对内耳产生不良影响的药物。

（五）及早治疗可能引起致聋的病因

1. 全身疾病的治疗 对于可能引起耳聋的全身基础疾病如高血压、糖尿病、肾病等要积极控制，合

理用药，避免累及听功能。

2. 局部疾病的治疗 对于引起耳聋的常见耳部疾病如慢性化脓性中耳炎、慢性分泌性中耳炎、耳硬化症以及突发性耳聋要积极治疗，避免引起听力障碍。

（六）做好对于噪声的防护

避免长时间处在噪声环境中、长期持续佩戴耳机等造成噪声性耳聋的易感因素非常重要。此外，对于在高噪声环境中工作的人群要注意职业防护和定期复查监测个体的听力。

二、听力障碍的干预

现代听觉语言科学已经证明，若听力障碍发生越早（7 岁以下甚至是胚胎时期），听力障碍程度越重，对语言能力发育的影响也越重。对于确诊的儿童听力障碍，首选药物和手术治疗。对于经临床治疗无效或无法进行临床治疗的听力障碍，应尽早对其进行干预，让聋儿及时感受到声音刺激，便于言语功能发育发展，目前对儿童听力障碍的干预方法主要为助听器验配和人工耳蜗植入。

（一）助听器

助听器是有助于听力功能障碍者改善听觉障碍，进而提高与他人会话交际能力的装置。它实际是一个能将声音放大到适应人耳听力所需程度的小型扩音器，由传音器、放大器、耳机和电源四个主要部分组成。传声器接受外界声音并将其转化为电信号，放大器对于电信号进行放大，耳机又将放大后的电信号再转换为声音输出。

1. 助听器的分类 根据外形和功能，助听器可分为盒式、耳背式、定制式、眼镜式及骨导助听器等。其中的耳背式助听器属耳后型传声器，目前市场使用率占首位。定制式助听器又可以分为耳内式、耳道式及深耳道式助听器。定制式助听器的最大特点是根据每个人耳道的形状去定做，适合个人的耳朵。这样佩戴更舒服，能充分利用外耳的声音收集功能，并且比较不引人注目，适合听力损失在 30 ~ 50dB 的患者使用。此外还有种类繁多的特殊功能助听器，如骨导助听器、移频助听器、方向性麦克风助听器、骨锚助听器、一次性助听器等。

2. 助听器选配适应证 听障儿童一经确诊，应尽早验配助听器。轻度听力损伤，也要重视听力补偿，以免影响言语发育。轻度到重度的听力损失适合助听器验配，一般听力损失在轻度至重度的听障儿童都要验配助听器。重度以上听力损失，助听器验配效果甚微或无效，可考虑人工耳蜗植入。手术条件不具备，可验配超大功率助听器，以保证听障儿童双耳能够接受声刺激，提高听觉敏感性。双耳听障儿童原则上需双耳验配助听器，如果经济条件不具备，也可单耳验配助听器。

单耳验配助听器原则：①一般双耳听力损失均 <60dB，选择听力差的一侧验配；②双耳听力损失均 >60dB，选择听力好的一侧验配；③双耳听力损失相差不多，选择听力损失较平坦的一侧；④日常惯用耳也是单耳验配时应考虑的因素。

3. 助听器验配程序

（1）综合听力学评估：主要内容为询问病史、耳科常规检查、听力测试、耳聋诊断与鉴别诊断，判断是否是助听器验配适应证。

（2）选择合适的助听器：平均听力损失在 41 ~ 55dBHL 和 56 ~ 70dBHL，佩戴助听器会对提高听力有显著效果；平均听力损失在 71 ~ 90dBHL 的重度聋患者，佩戴助听器后会有一定效果；对于平均听力损失在 90dBHL 以上的严重耳聋者，多数佩戴助听器无效。

（3）调试助听器：主要是对助听器的声增益参数和信噪比做出调试，使患者达到最佳助听效果，需由专业人员操作。

（4）助听效果评估：听力师通过助听效果评估可以了解听障儿童佩戴助听器后的听觉能力在学习、

生活和助听器的使用过程中是否达到了预期，帮助康复治疗师确定下一步的康复治疗计划。孙喜斌在1993年提出了中国聋儿听觉能力评估标准，同年通过专家鉴定并在中国聋儿康复系统试行。该标准提出了数量评估法和听觉功能评估法，即在验配助听器后，对无语言能力的听障儿童采用以啭音、窄带噪声及滤波复合音为测试音的数量评估法，对有一定语言听力的听障儿童选择用儿童言语测听系列词表，通过在安静环境中及有背景声的环境中言语识别得分来判断助听效果。目前，这两种方法均用于助听器验配后助听效果评估。

（二）人工电子耳蜗

人工电子耳蜗是将声音转换成特殊编码的电脉冲并刺激内耳的感音结构使个体产生听觉的特殊装置，它是目前可以治疗极重度聋以及全聋的有效方法。当人的内耳损伤严重时，即使是特大功率的助听器也不能使声音达到足够的响度，满足聋儿或聋人听到或听懂语言的要求。耳蜗植入可以绕过损伤的内耳毛细胞，直接刺激听神经，将听觉信号送到大脑。

1. 电子耳蜗的组成　电子耳蜗主要包括体内植入部分和体外部分，体内植入部分包括接收器、刺激器和电极；体外部分包括言语处理器、麦克风、传输线圈和连接导线。

2. 适应证与禁忌证

（1）适应证。①语前聋患者：双耳重度或极重度感音神经性聋，最佳年龄应为12个月~5岁，助听器选配后听觉能力无明显改善，家庭对人工耳蜗有正确认识和适当的期望值；②语后聋患者：双耳重度或极重度感音神经性聋，各年龄段的语后聋患者，助听器选配后言语识别能力无明显改善，对人工耳蜗有正确认识和适当的期望值。

（2）禁忌证。①绝对禁忌证：内耳严重畸形病例，如 Michel 畸形或耳蜗缺如，听神经缺如，严重的精神疾病，中耳乳突化脓性炎症尚未控制者；②相对禁忌证：全身一般情况差，不能控制的癫痫。

3. 手术方法　患者需要在专业的综合医院耳鼻喉科接受电子耳蜗的植入手术，手术时将体内装置的电极部分植入患者的耳蜗内，将接收器部分植入颞骨骨槽并固定即可。

4. 术后护理与语言训练　电子耳蜗手术是一种安全而且并发症较少的手术，术后注意抗感染治疗，不需要特殊护理。术后 3D 拍乳突 X 线片进行耳蜗植入部分评估，术后 1 个月进行第一次开机调试。

术后的听觉语言康复训练至关重要，直接关系到手术的成败。患者需要去专业的听力语言康复机构进行相应的训练。对于语前聋的患儿要从声音的辨识训练开始，具体顺序是自然声、环境声、人声、乐曲等的认识和辨别，最后直到对话语声的辨别学习；这样的训练常常要持续 3 个月~2 年。

三、听力障碍儿童的听觉语言训练

人类的听力是先天具有的，但是在出生后数年间不断进行听觉方面的学习才使得听觉功能不断地提高和完善。听觉对声音的认识过程可以分为几个阶段，即听觉感知、听觉注意、听觉定位、听觉辨别、听觉记忆、听觉选择、听觉反馈、听觉概念、听觉理解。这些听觉阶段不是孤立存在的，因此，对聋儿进行语言训练时要注意不可将这几个阶段截然分开。如果对聋儿能做到早期发现，早期选配合适的助听器并进行系统的训练，那么，其听觉及语言功能有可能与正常儿童同样发育，但是语言发育的最佳时期是在 2 岁左右，如果错过这一时期，其训练效果就会受到影响。

（一）婴幼儿听觉发展过程

婴幼儿听觉发展过程遵循一定的规律，其发育过程见表 8 – 4 所列。

表8-4　听觉及语言发育观察表

月龄	观察项目
1~2个月	（　）睡眠中突然出现声音会上下肢体抖动
3个月	（　）大的声音能够惊醒
	（　）会寻找声源位置
	（　）哭闹时，一打招呼就会停止哭声
	（　）哄婴儿时会笑
	（　）跟婴儿说话时，会发出"时""呜"声
4个月	（　）开始寻找声源
5个月	（　）感知熟悉的声音，习惯语言声
6个月	（　）喜欢发声玩具
	（　）能发出笑声
	（　）高兴时会发出"咯咯"的笑声
	（　）冲着人发出笑声
7个月	（　）开始注意说话者的口形
8个月	（　）对声音进行自我调节
9个月	（　）听到叫名时就会回头
	（　）冲着玩具发出声音
	（　）会出 /ma/、/pa/、/ba/等声音
	（　）会发出 /ka/、/da da da/、/ba ba ba/的声音
10个月	（　）模仿学习语言，学习说话
11个月	（　）随着音乐摆手，对音乐有欣赏力
12个月	（　）能理解"给我""睡觉觉""过来"等词义
	（　）对说"肪"有反应
	（　）会模仿大人说话
	（　）常常说一些无意义的话
	（　）能说1个或2个有意义的词
	（　）能模仿词的某个部分
1岁~1岁半	（　）寻找隔壁房间的声音
	（　）询问熟悉画面名称
	（　）喜欢听有简单情节的故事
2岁	（　）有简单会话能力，并按要求做事
3~4岁	（　）能依次说出物品名称，学习简单常见词
5岁	（　）听觉理解力提高，语言能力提高

（二）听觉训练注意事项

（1）听障儿童的听觉语言康复多采用"一对一"的训练模式　听力障碍个体之间存在较大的差异，应针对每位听障儿童进行听觉语言功能评定，寻找患儿在助听器或电子耳蜗植入之后的听觉语言功能的基线水平，制定科学合理的训练方案。

（2）要让听障儿童感受丰富多彩的声音和有意义的声音，学以致用。包括自然环境声和社会环境声，不能偏颇。

（3）训练可遵循正常儿童的语言发育规律，如"听"略先于"说"，从易至难，从简单到复杂；如听觉训练从察知、分辨、识别，再到听觉理解的高级阶段。

（4）听觉训练应采用游戏的形式，适合孩子的年龄特点。要尽量减少视觉的辅助，以培养聋儿独立地用听觉接受信息和反馈信息的能力。

（5）听力训练应坚持每天进行，长期坚持。要循序渐进，设定合理的阶段发展目标。

（三）听觉训练的方法

1. 听觉察知训练　治疗师将一玩具小汽车放在桌子上，一边用发出模仿汽车的"滴滴"声，一边推出小汽车。随后再反复示范几次，接着让聋儿和治疗师一起控制小汽车，当治疗师发出"滴滴"声音后推出汽车。当聋儿理解游戏要求后，由聋儿独立控制小汽车，待治疗师发出声音指令后推出汽车。之后，还可将汽车更换成火车、自行车、飞机等物件，使聋儿听到更多声音，扩大他对各种频率声音的感知能力。

2. 听觉分辨训练　当聋儿对于声音具备察知能力之后，治疗师就需要培养听障儿童感受声音差异的能力，包括对环境声、音乐声以及言语声差异的辨别。其中感受言语声的差异是本阶段训练的重难点，包括对超音段信息（如音高、音强、音长及音色）的听辨，还包括对于节奏、速度、元音和辅音的听辨。

（1）对音高的听辨训练：声音的高低是由发音体在单位时间内振动次数的多少来决定的，振动的次数越多，发出的声音就会越高，反之越低。语声的音高变化主要体现在声调的高低升降。治疗师在训练时，可选择不同频率的乐器如鼓、木鱼、锣、喇叭等，先让聋儿边听边看，熟悉后让他只听不看，并在听到声音后拿出相对应的乐器。

（2）对音强的听辨训练：声音的强弱是由发音体在单位时间内音波振动幅度的大小来决定的。音波振动幅度大，声音就强，反之就弱。治疗师在训练时，播放音乐，并让聋儿跟着音乐拍手，随后调节音量的大小，带领并引导聋儿在音量变大时使劲拍手，音量变小时轻轻拍手。慢慢过渡至聋儿独立完成，且反应正确。

（3）对音长的听辨训练：音长即声音的长短，由音波持续时间的久暂所决定的。对于音长的分辨训练相对容易，治疗师可以自身发出或乐器演奏出长音或短音使聋儿听到，并让他分别画出长线条或短线条与之对应。

（4）对音色的听辨训练：音色也叫音质，音波振动的形式不同，就会产生不同的音色。训练时先让聋儿面对着听鼓、电子琴、口哨、锣等声音，然后转身在阻隔视觉辅助的情况下用听觉辨别不同乐器发出的声音。

（5）对节奏和速度的听辨训练：让聋儿感受不同的节奏和语速，会对以后学习儿歌、欣赏音乐等有很大的帮助。"一对一"训练时，可让聋儿分辨或模仿治疗师的拍手/敲击的节奏，如"咚咚—咚咚咚"或"咚咚—咚"等，可随着训练提高难度；小组训练时，可选择类似"击鼓传花"等小游戏，通过让聋儿体会声音速度的快慢而调整运动的速度。

（6）对元音和辅音的听辨训练：元音的听辨要易于辅音，训练时要遵循"先易后难，循序渐进"的原则，先进行元音的听辨训练。在进行元音听辨训练时，选择同一辅音联合不同元音让聋儿体会分辨，如区分/a/、/i/、/ai/可以选择让聋儿听辨词语"那、你、奶"。当聋儿可以较好地听辨单元音和双元音后，可以进行辅音的听辨训练，如让聋儿听辨词语"壶、醋、布、裤"，用以区分/h/、/c/、/b/、/k/。聋儿在以后的训练中也还是要不断巩固此项训练，具备一定言语功能后，还可以用复述绕口令形式继续强化。

3. 听觉识别训练　当听障儿童能听出各种声音之间的差别后，接下来要培养他们将声音与对应事物联系起来的能力。此外，在这一阶段还要加强听障儿听觉记忆能力的培养，为今后与人交流训练打好基础。听觉识别训练可以有两种形式开展：

（1）闭合式训练：即在给予聋儿声音刺激后，要求聋儿在事先已经设定好的选择范围内选出与之对应的事物。如听到"小狗"会指出小狗的模型或画有小狗的图片。随着训练的进行，可以通过扩大选择范围（从一开始的四选一可以过渡到六选一或六选二）、缩小选项间的差异等方法来提高训练难度。

（2）开放式训练：即不会事先设定任何选择范围，在直接给聋儿声音刺激后，要求他再现出来。再现的形式可以是复述或其他可以反映"知道了"的方式，如听到"小狗"后聋儿可以模仿说出"小狗"、模仿小狗的动作和（或）发出"汪汪"声、指出小狗的模型或图片等。

4. 听觉理解训练　是聋儿听觉康复训练的最终目标，同时也是听觉训练难度最大的环节。对于聋儿听觉理解训练应讲求由易到难、循序渐进的原则，可分三个阶段训练。

（1）初级阶段：在训练中布置口头任务让聋儿完成，使其在完成任务的过程增强对任务内容的理解。例如，"小明，打开包"或"小明，喝水"等。待聋儿较直接准确地完成任务后，应及时给予表扬。

（2）中级阶段：选择那些与聋儿日常生活相关的词汇，"混进"他们容易理解的句子中，用日常生活对话形式与聋儿进行语言交流。治疗师可以有意识地把这种训练穿插在日常生活细节里，使聋儿不感到陌生、枯燥，同时，也有利于聋儿理解和接受。

（3）高级阶段：让聋儿找出所给的一组词中与其他不同的一个，同时指出为什么不同，并加以复述。如"牙膏、毛巾、铅笔、牙刷"。从四个短句中找出与其他三个有明显不同的句子，指出为什么不同，并加以复述。例如，"我吃了苹果""女孩被大灰狼抓走了""妈妈洗衣服""爸爸开汽车"；进一步加大难度，让聋儿从三个长句中挑选出一个与其他两个有明显不同的句子，指出为什么不同，并加以复述。

（四）语言表达训练

表达性语言的培养，实际上就是培养聋儿用词造句的规则，也就是语法的培养。训练者要为他们建立语言模式，让聋儿学会说完整的话，正确表达自己的思想和愿望。表达性语言的培养，跟语言习惯的形成和词汇的掌握一样，是通过语言实践获得的。治疗师在训练中一定要注意语言实践和语言环境，为聋儿的表达性语言的培养创造条件。

1. 表达性语言的四个阶段

（1）接受阶段：在这个阶段要使聋儿大量地接受词汇、理解词汇，理解后作出反应，用反应的方法去行动。治疗师关心的主要是聋儿是否理解这些词汇。

（2）模仿阶段：聋儿在这一阶段开始试图模仿成人的语言。

（3）提示阶段：聋儿已经有了一些应用语言的经验，但仍需要一些提示、帮助和鼓励才可以表达出较为完整的意思。

（4）流畅阶段：这时聋儿已能自然流畅地运用语言，不再需要提示和帮助。

2. 表达性语言训练方法

（1）仿说训练：仿说是儿童掌握言语表达的开端，儿童最初的言语就是通过模仿成人的言语才开始形成的，它是表达性言语训练的基础环节。治疗师先示范说话，然后要求聋儿模仿治疗师的语气、语调完整复述。这一环节训练重点是聋儿运用正确的语气和语调开口说话，治疗师可以从易到难设计一系列常用句型作为语言范式，例如让聋儿辨别同一句话运用不同语调后含义的区别、同一表达思想在不同年龄言语运用的不同，或是辨别在不同场合和不同心情下说话时语气和语调上的不同等。

（2）复述训练：复述是指让聋儿运用言语叙述成熟作品主要意思的训练。目的是对聋儿的语言听辨力、理解力、记忆力和组织表达能力的培养，帮助聋儿熟悉语言、增强语感。可以采取完全性复述、一般性复述和扩展性复述等几种形式。

（3）看图说话训练：是指充分运用有教育意义的、聋儿能理解的图片，启发其用恰当的语言表达图示意思，从而提高聋儿语言能力的一种训练方式。在环节训练中需注意两个方面。①个性化图片选择：训练所选择的图片既要能使聋儿从视觉上对图意大致理解，又能让他产生说话的冲动；②表达一定要连贯：聋儿对图意的理解表达是结合自身认知和已有语言经验的展示，训练主要目的是锻炼聋儿连贯说话能力。训练中只要聋儿可以将观察到的内容，用连贯的独白语言进行表述即视为成功。

（4）日常谈话训练：此环节训练带有极大的情景性和感情色彩，交谈双方除了运用有声语言作为重要交流手段以外，还会借助丰富的手势、眼神、表情语调等进行补充交流和沟通。在训练早期，考虑聋儿的特殊性，不同于正常人之间的一般性日常交流那样丰富、随意，治疗师需先教会聋儿以完整正确的问答方式进行交流，如"你叫什么名字""我今年的年龄是八岁"。待他反复训练，熟练掌握之后再将交流内容丰富、随意化，如"你叫什么""我八岁"。

（5）学儿歌、讲故事：本环节更多需要父母和家庭的参与。在平时，多让患儿听一些有趣的儿歌，有可能的话家人可以和患儿一起唱，鼓励患儿开口说、开口唱。可以多让患儿看图说话，让他看一些有趣的图片，说说图片的内容，可以和患儿一起编一些有趣的故事，在这些他感兴趣的活动中训练其语言表达能力。

（五）语言环境的调整

为了使训练获得的语言能力在日常生活中有效运用，并通过各种活动形成更为丰富的语言能力，有必要根据儿童的年龄及发育阶段对其所处的语言环境进行调整。早期以指导父母为中心，同时，保证适宜的集体生活的语言环境，得到周围人们的理解与协作来调整语言环境也是很重要的。

1. 父母指导　按照聋儿的具体障碍状态，应向患儿父母介绍相关知识。另外，有关听觉障碍直接产生的语言发育迟缓问题及听力障碍所带来的继发性问题（情绪，社会性和思维发展等问题），应简单明了地给予说明。为了使助听设备保持最适合的助听状态，在语言训练和日常生活中有效地发挥作用，对父母需要进行细致周到的指导。对平时的听力管理，也要进行适当的指导。

2. 家庭指导

（1）训练家长掌握相关训练技巧：每天要设置1h左右的课程，依据言语治疗师指定的计划进行家庭指导。同时，要让家长养成记录的习惯，这样做不仅使聋儿的语言变化和进步长期保留下来，还会增加父母的信心。

（2）加入日常场景模拟训练：日常场景训练的最终目标不只是学会词汇及规则，而是要在实际生活中能够运用，能准确地表达自己的经历及思想。早期设定与场景相符合的手势进行交流，然后促使从手势的传递活动发展到声音信号的传递活动，使传递活动更加扩展，努力使聋儿能按照语言指令进行活动。

（3）实景训练：在游戏及饮食的场景中实际使用已掌握的语音。通过外出活动，看电视及看图书等活动，丰富言语及非言语性经历。

第九章 吞咽障碍

吞咽是人类非常复杂的一种生理运动，通过摄食能够为生命活动提供必需的营养物质，从而满足机体基本能量需求。此外，正常的吞咽活动是人们享受美食、追求精神愉悦感的重要途径。因此，由各种原因引起吞咽障碍的患者对吞咽功能康复的愿望也越来越强烈。在临床中对存在吞咽障碍的患者早期介入科学的康复治疗，可改善患者的吞咽功能，预防或降低并发症，提高患者的生活质量。

第一节 正常吞咽的解剖生理

一、正常吞咽的解剖

熟悉吞咽运动相关的解剖结构及功能，掌握吞咽活动的发生机制是学习吞咽障碍康复的基础。相关知识在解剖学中已有详细介绍，本节只对与吞咽运动有关的解剖结构与功能进行简要回顾。

与吞咽运动相关的解剖结构有：口腔、咽、喉、食管（图 9－1a、9－1b、9－1c、9－1d）。

1. 口腔 是吞咽的起始部分，包括口唇、颊、上颌、下颌、牙齿、舌、硬腭、软腭等。吞咽时，在完整神经系统支配下，相关肌肉、骨骼协调运动，对食物进行切割、咀嚼等处理，共同完成食物的物理性消化过程。

2. 咽 咽部是一个上宽下窄、前后略扁的漏斗形肌性管道，上通鼻腔、前通口腔、下连喉腔，连通呼吸道与消化道，分为鼻咽、口咽、喉咽三部分，喉咽部在喉口两侧各有一深窝，称"梨状隐窝"，吞咽时食物易滞留在此处。

咽肌由咽缩肌和咽提肌构成，吞咽过程中，咽缩肌由上而下依次收缩可将食团推送入食管，咽提肌收缩可上提咽喉，使舌根后压、会厌向下，从而封闭喉口，防止食物误入气管或喉，保护气道。

3. 食管 是前后扁平的肌性器官，是消化道中最狭窄的部分，上端与咽部相连，下端经贲门与胃相连接，全长约25cm，可分为颈部、胸部、腹部三部分。食管全程有三处狭窄：第一个狭窄位于食管起始处，距中切牙约15cm；第二个狭窄位于食管与左支气管交叉处，距中切牙约25cm，第三狭窄为食管通过膈的食管裂孔处，距中切牙约40cm。这些狭窄处常是异物滞留处，也是食管癌的好发部位。

食管由黏膜、黏膜下膜、肌膜和外膜四层结构组成。食管上端为食管上括约肌，与咽相连，防止食物由食管反流入咽；食管下端为食管下括约肌，即"贲门"，与胃相连，可防止胃内容物反流。

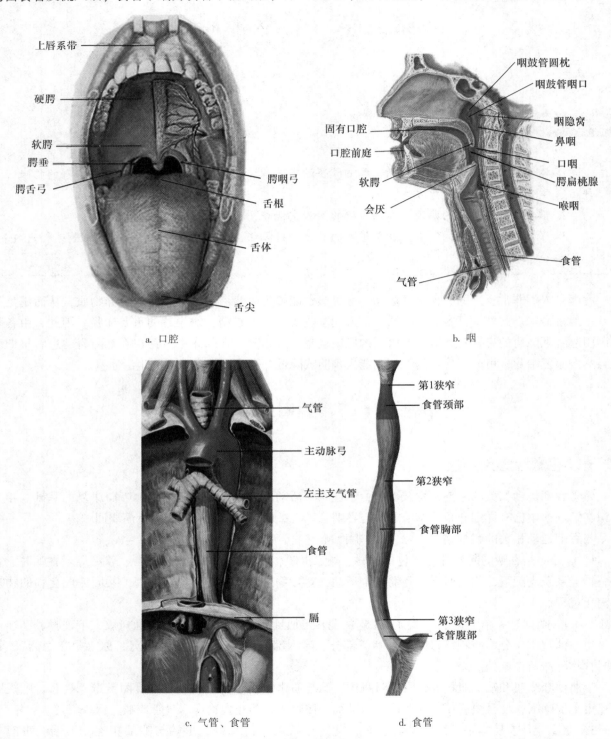

a. 口腔

b. 咽

c. 气管、食管

d. 食管

图 9-1　吞咽运动相关的解剖结构

二、正常吞咽的生理

正常吞咽的生理过程分为五个时期：口腔前期、口腔准备期、口腔期、咽期、食管期（图 9-2）。

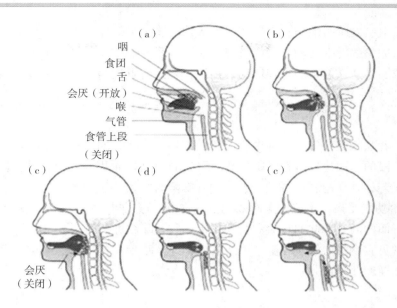

图9-2 正常吞咽的生理过程

1. 口腔前期 也称"认知期"，指通过视觉、嗅觉感知食物，对食物的形状、颜色、气味等特点进行初步认知，做好进食准备。当患者存在脑高级功能障碍时，会影响对食物的认知。

2. 口腔准备期 指从摄入食物到完成咀嚼的过程，主要由口唇、牙齿、颊、舌、咀嚼肌等参与，在口腔内完成。患者充分张口，摄入食物后口唇闭合，进一步感知食物的味道与质地，如果是固体，则通过舌、咀嚼肌及下颌运动咀嚼食物，同时，唾液腺分泌唾液，把食物加工成适合吞咽的食团；而半固体食物和流质食物的口腔准备时间则较短，多由舌与腭挤压、推动运送至咽部。这一时期受人的意识控制，可以随意停止。

3. 口腔期 主要指把咀嚼形成的食团运送至咽部的过程。这一时期口唇始终闭合，舌向上运动与硬腭接触，挤压食团向后，同时，软腭抬高，舌后部下降，舌根稍向前移动，食团被推送至咽部，此时软腭保持与咽后壁接触，准备封闭鼻腔，防止食物入鼻腔。当食团到舌根后部，进一步触发吞咽反射，从而吞咽行为不再受主观意识随意控制。

4. 咽期 是指食团从咽喉进入食管的过程，是吞咽的关键时期。该阶段，食团到达吞咽启动点，继而软腭后缩上抬、关闭鼻腔、喉部闭合、会厌反转、环咽肌放松使食团进入食管，有效完成吞咽的同时防止食团进入鼻腔或气道，并且避免食物在会厌谷或梨状隐窝的残留。值得注意的是，这一时期各项运动极快发生并且不受随意运动控制，一旦启动无法主观停止，如果保护机制没有完全启动则极易发生误吸。

5. 食管期 指食团通过食管进入胃的过程，食团通过环咽肌后，食管肌肉顺序收缩产生蠕动波，将食团运送到胃。此期是时间最长的时期，可持续7~10s。

综上可见，吞咽过程要经过从口腔至胃多个器官系统的参与，各环节的解剖结构或功能出现障碍都有可能引起不同程度、不同特点的吞咽障碍。有关内容将在"吞咽障碍的临床表现"中详细阐述。

第二节 吞咽概述

一、基本概念

(一) 吞咽

吞咽是指食物由口腔摄入并通过咀嚼处理为合适的食团，顺利经过咽部进入食管到达胃的全过程。

婴儿出生后由原始反射引发吮吸动作，之后随着大脑功能、牙齿等器官的发育成熟，能够完成完整的吞咽动作，由此可见，完整的吞咽活动需要由口腔、咽、食管等器官及其周围神经、肌肉活动的共同参与和协调运动才能完成，是非常复杂的生理活动。正常吞咽的特点应为安全、有效，不引起机体生理或精神的不适为宜。

（二）吞咽障碍

严格意义上讲，吞咽障碍并不是一种疾病诊断，而是一类症状的总称，是指食物在吞咽过程中，由于各种原因在各个阶段的食团运送过程受阻，从而引起的一系列症状表现。窦祖林教授在《吞咽障碍评估与治疗》中对吞咽障碍作了这样的描述：狭义的吞咽障碍指由于下颌、双唇、舌、软腭、咽喉、食管等器官结构和（或）功能受损，不能安全有效地把食物由口送入胃的一种临床表现；广义的吞咽障碍包括认知精神心理等方面的问题引起的行为和行动异常导致吞咽和进食问题。

虽然康复临床常见吞咽障碍发生在脑卒中或其他神经系统疾病的成年患者中，但不能忽略的是吞咽障碍也可能会出现在婴幼儿时期。

二、吞咽障碍的病因与分类

（一）病因

吞咽过程需要口腔、咽喉、食管等器官以及相关神经肌肉感觉运动功能的参与，甚至包括认知、精神行为等共同协助完成，是非常复杂的生理运动。因此，以上各环节的功能障碍都有可能引起吞咽功能障碍。大致有以下几个方面：

1. 脑血管疾病　根据目前统计数据分析，脑血管疾病仍然是吞咽障碍的主要病因之一。脑卒中急性期吞咽障碍的发生率高达46.3%（此数据源于李超等人2017年在《中国特定人群吞咽功能障碍的流行病学调查报告》），虽然随着患者的病情恢复、整体功能改善，吞咽障碍也会有所好转，但仍有一部分患者会在较长一段时间内伴随吞咽功能障碍，极大影响了患者的正常进食、营养摄取，并大大增加了患者吸入性肺炎、窒息等并发症的风险。

2. 其他神经系统疾病　多发性硬化、阿尔茨海默病、帕金森病、脊髓空洞症等神经系统变性或退行性疾病也是吞咽障碍的重要病因之一。比如，帕金森病：主要表现为肌肉强直、震颤、动作缓慢三大特征，由于肌肉运动功能障碍，舌体以及咀嚼肌出现运动障碍，导致食物在口腔中形成食团以及食团运送困难，食团难以下咽，因此极易导致患者营养不良或者脱水。

3. 其他阻塞性疾病　头颈部肿瘤、甲状腺肿、外科手术（尤其是咽喉部、颈部手术）或淋巴结病等常由于吞咽通道受阻从而并发吞咽障碍。

4. 精神、行为障碍　老年性精神障碍以及脑瘫、颅脑损伤、脑卒中等引起的认知障碍、精神行为异常等，也会导致进食障碍。

5. 其他　食管肌炎、摄入腐蚀剂、感染性食管炎等引起食管黏膜纤维化或增生从而导致管腔狭窄；老年人牙齿脱落、咀嚼肌能力减退、认知功能下降等也会导致吞咽障碍；唇腭裂修复前、心血管疾病、结核、贲门失弛缓症、硬皮病等。

（二）分类

根据不同特点可以有不同的分类方法：

（1）年龄：儿童（新生儿）吞咽障碍、成人吞咽障碍。

（2）吞咽分期：口腔准备期吞咽障碍、口腔期吞咽障碍、咽期吞咽障碍、口咽期混合吞咽障碍、食管期吞咽障碍。

（3）吞咽机制：神经性吞咽障碍、器质性吞咽障碍；神经性又可分为中枢神经性和周围神经性吞咽障碍；中枢神经损伤性吞咽障碍又可分为单侧上运动神经元性、球麻痹性及假性球麻痹性吞咽障碍。

三、吞咽障碍的常见临床表现

（一）临床表现

吞咽过程复杂，因此，吞咽障碍会出现不同的临床表现，患者可能以一种症状为主，也可能多种表现同时出现。常见表现总结如下。

1. 食物处理障碍　指食物在入口或在口腔内经过咀嚼加工处理成适合下咽的食团的过程出现障碍。如：由于肌痉挛导致患者主动张口困难，食物难以放入口中；咬肌、咀嚼肌、舌肌等运动功能障碍，导致咀嚼以及舌体搅拌、运送食团功能异常，从而患者出现食物在口腔内长时间停留、不能咀嚼，或食物固定在口腔内一个位置咀嚼的现象。

2. 食物外漏　由于患者口唇闭合力量不足或协调性差，不能有效配合咀嚼、吞咽而始终闭合，从而在咀嚼或下咽时食物从口腔向外侧漏出。

3. 流涎　患者由于吞咽障碍唾液不能及时下咽，加之口唇闭合不全从而出现唾液流出口外的现象。多数患者会因此造成心理负担，不敢外出或不愿与外人相处。

4. 下咽异常　咽缩肌、腭咽机制以及喉的运动障碍，导致食团在进入咽腔后不能正常诱发吞咽反射，完成下咽动作，可能会出现咀嚼好的食团在口腔内长时间停留不下咽或延迟下咽、多次下咽、小口下咽等现象。对治疗师不易直接能观察到的下咽动作，可通过喉上抬的运动情况间接观察。

5. 食物残留　指食团在下咽动作后仍有部分残留在口腔内、咽部的现象。部分患者可能因此影响发声，从而在发声时出现口内含物感或湿音现象，临床上也可因此判断患者食物残留。

6. 呛咳　指吞咽过程中食物进入喉前庭或喉腔，患者会通过清嗓或咳嗽来清除异物，这一过程称为呛咳。从某种意义上讲，咳嗽也是患者对气道的保护行为，以免食物进入呼吸道导致更严重的后果。

7. 误吸　指食物误进入气道的现象。这一现象可能由于患者在吞咽时错误开放气道或者完成吞咽后残留在咽部的食物未及时清理干净随着吸气进入气道，也可能由于食物反流（食物逆向流动）至咽部进入气道。该过程一般伴随呛咳从而清除异物，但也有部分患者不能及时诱发咳嗽反射清除异物，称为"隐形误吸"。隐形误吸由于不能及时发现，常会由于异物滞留在气道内或坠积在肺部引起吸入性肺炎。

8. 咽部梗阻感　指患者在吞咽中主诉下咽困难或不能下咽。这一表现除提示吞咽障碍意外，也可能预示咽部发炎或心脏疾病，临床中需要鉴别。

9. 反流　指食物逆向流动的现象，可能反流至鼻腔、口腔或咽腔，可能在患者自主吞咽过程中出现，也可能在留置鼻饲管患者中出现。

10. 其他　正常吞咽过程并不需要过度费力，但是吞咽障碍患者常因吞咽困难而导致过度用力、进食速度缓慢甚至出现耸肩、过度低头等异常姿势，也有部分认知障碍的患者在进食过程中出现中断进食、拒绝进食或者任何物品均放入口腔咀嚼的现象。

（二）并发症

1. 食物噎塞　吞咽障碍患者由于在口腔期对食物发生加工处理障碍，不能将食物有效处理为适合下咽的食团，导致食物卡在咽喉部甚至出现窒息，如未能得到及时处理则造成严重后果。如果卡在喉部，可以尝试通过患者自主咳嗽或者"海姆立克"急救法协助排出，如果无效或者食物进入气道，则应及时采取其他急救措施。但应注意采取"海姆立克"急救法可能会产生"肋骨骨折、腹部或胸腔内脏破裂"的风险，故不随便使用。

2. 吸入性肺炎　如果患者在吞咽中存在误吸，尤其是"隐形误吸"，食物残渣滞留在气道或者肺部，则可能诱发感染导致"吸入性肺炎"，从解剖结构角度分析，由于右侧支气管较左侧支气管夹角更小，异物更容易掉落至右侧，因此右侧感染更常见。

3. 营养不良　吞咽障碍患者由于摄取营养不够，可能出现营养不良、体重减轻等现象，进而影响整体康复效果。此外，当患者饮水减少时，则会出现脱水现象。

4. 精神心理问题　部分吞咽障碍患者由于流涎、食物外漏等表现，或者不能自主进食从而留置鼻饲胃管，这些都会影响患者的外观，造成患者的羞愧心理。

第三节　吞咽障碍的康复评定

吞咽障碍的康复评定多从患者病史、吞咽相关运动功能、进食状态、营养状况等方面综合评估。目的如下：①明确患者有无吞咽困难；②了解患者吞咽障碍的程度；③了解患者吞咽的风险因素；④明确引起吞咽障碍的原因；⑤为制订科学的康复计划、康复目标、康复方案以及判断预后提供依据。

一、临床康复评估

（一）一般状况评价

1. 病史　治疗师需要详细询问患者的相关病史，主要包括以下几个方面。

（1）现病史：重点询问患者有无与吞咽相关的症状表现，如噎塞、饮水呛咳、吞咽动作困难、流涎、食物残留、体质量较大幅度下降、反复肺炎及影响因素等。

（2）既往史：有无脑血管疾病、颅脑外伤等神经系统病史，是否伴有高级脑功能障碍，有无呼吸系统和消化系统病史，或者有无肿瘤、手术、外伤以及服药史等。

（3）个人家族史：患者家族遗传病史，以及患者既往生活习惯、文化程度、职业、家庭成员情况等。

2. 营养状况　由于患者营养摄入不足，常伴有营养不良、容易疲劳甚至由于吞咽障碍导致食欲减退，造成恶性循环。治疗师应当全面了解患者目前营养摄入方式以及食物搭配是否科学合理，可以通过跟踪了解体质量变化、测量身体围度或皮脂厚度初步判断是否营养不良，也可通过实验室检查详细了解营养状况。

（二）具体功能评价

1. 吞咽功能临床筛查　一般首先对患者进行筛查，了解患者是否存在吞咽障碍相关症状表现，从而判断是否需要进一步检查。这一过程可以通过"临床吞咽障碍筛查项目列表"（引自窦祖林教授在2017年第2版《吞咽障碍评估与治疗》）完成（详见本章附表）。也可通过下列两个试验完成对患者的吞咽功能评估。

（1）反复唾液吞咽测试（Repetitive Saliva Swallowing Test，RSST）：日本学者才藤荣一于1996年提出，是一种评价吞咽反射能否诱导吞咽功能的方法，具体操作方法如下：

患者取坐位或卧位，检查者将手指放在患者的喉结及甲状软骨上缘，嘱其尽量快速反复吞咽唾液，如口腔干燥无法吞咽，可在舌面注入约1ml水后继续吞咽，观察喉结和舌骨随着吞咽运动越过手指上下移动的次数，健康成人可完成5~8次，高龄患者完成3次即可，若患者30s内完成少于3次，则提示可能存在吞咽障碍，需要进一步检查。

（2）洼田饮水试验（Water Swallowing Test，WST）：由洼田俊夫在1982年提出，是一种比较简便、临床中常用的吞咽障碍检查方法，主要通过观察被检查者饮水的表现来鉴别是否存在吞咽障碍。具体操作方法如下：

患者取坐位，准备30ml温水让患者一口饮下，然后观察其饮水速度、有无呛咳等情况（表9-1）。

表 9 - 1　洼田饮水试验分级及判断标准

分级	判断
Ⅰ　可一次喝完，无呛咳 Ⅱ　分两次以上喝完，无呛咳 Ⅲ　可一次喝完，但有呛咳 Ⅳ　分两次以上喝完，有呛咳 Ⅴ　多次呛咳，难以全部喝完	正常：Ⅰ级，5s 内完成 可疑：Ⅰ级，超过 5s 完成 Ⅱ级 异常：Ⅲ级、Ⅳ级、Ⅴ级
注：Glasgow 昏迷量表低于 13 分、在支持下不能维持坐位或吞咽反射不存在者不用此方法	

2. 口颜面功能评价

（1）直接观察：观察唇、两颊、硬腭、软腭、舌、牙齿的外形以及结构是否正常。

（2）唇的运动：观察静止状态下唇的位置、外形，有无流涎，做示齿动作时唇角上抬和收缩的运动，闭唇鼓腮、重复交替发/u/、/i/音时唇的运动，以及说话时唇的动作，咬肌张力是否正常、有无萎缩。

（3）颌的运动：分别观察静止状态以及咀嚼、言语时下颌的位置，颞颌关节活动度是否正常，能否抗阻运动。

（4）舌的运动：观察静止状态下舌的位置，舌抬高、伸舌、向左右两侧运动、言语时舌的运动以及能否做抗阻运动；舌的感觉与敏感程度等。

（5）软腭运动：在患者发/a/音时，观察软腭上抬运动幅度，言语时鼻腔是否漏气，刺激腭弓是否出现呕吐反射。

（6）喉：主要观察吞咽时喉上抬的运动幅度。检查时，治疗师将手置于患者下颌下方，手指张开，示指轻放于下颌骨下方，中指放于舌骨，无名指放于甲状软骨上缘，小指放于甲状软骨下缘，嘱患者做空吞咽，观察甲状软骨上缘能否触碰到中指来判断喉上抬的能力，正常情况下，甲状软骨能触及中指，即上下移动 2cm。此外，在患者发音、言语时注意音质、音调、音量，是否有沙哑、震颤、音量低或者言语节奏改变也可反映喉的功能。

3. 吞咽反射功能评价　主要检查包括咽反射、咳嗽反射、呕吐反射等在内的吞咽反射，了解吞咽相关神经支配情况。

（1）咽反射：用棉签刺激硬腭软腭交界处，引起软腭向上向后运动。

（2）咳嗽反射：观察患者自主咳嗽或由于气管、黏膜受刺激后引起咳嗽反应，如患者能够咳嗽，则提示可以自主清除声门或喉前庭的食物残渣，保护气道，避免误吸。

（3）呕吐反射：用棉签刺激咽后壁或舌根，可引起整个咽后壁和软腭对称有力的收缩，这是正常的反射。注意呕吐反射的缺失不一定引起吞咽功能下降。

4. 吞咽过程评价　通过观察患者在进食各个时期的表现，综合评估其吞咽功能。

（1）食物准备：常用食物包括流质（如水等）、半流质（如稀粥、加增稠剂的水等）、糊状食物（如浓粥等）、半固体（如果泥、烂饭等）、固体（如馒头、面包等），一般从容易吞咽的糊状食物开始，逐步过渡到流质、半流质、半固体、固体。

（2）对食物的认知：观察患者是否有主动张口意识。

（3）食物摄入：观察患者是否有张口困难、口唇闭合障碍等。

（4）进食及吞咽时间：观察患者是否存在吞咽时间延长、进食速度过慢。

（5）食团运送情况：食团推送入咽部过程中是否存在流涎、舌搅拌运送减弱、食物堆塞于面颊等。

（6）吞咽时呼吸情况：吞咽和呼吸两者之间有着密切联系，正常吞咽瞬间需要暂时停止呼吸，使食物安全通过咽部。观察患者的呼吸是否能够配合吞咽运动，这十分必要。

（7）进食姿势：根据患者具体情况综合评价适合患者的进食姿势，在自然坐位下可选择低头、头旋转、侧头等姿势，使吞咽更加安全有效。

5. 摄食－吞咽功能等级评定（表9-2）

表9-2　摄食－吞咽功能等级评定

障碍等级	评定内容
Ⅰ 重度：无法经口腔进入，完全辅助进食	1. 吞咽困难或无法进行，不适合吞咽训练； 2. 误吸咽中，吞咽困难或无法进行，只适合基础性吞咽训练； 3. 条件具备时误吸减少，可进行摄食训练
Ⅱ 中度：经口腔和辅助混合进食	4. 可以少量，乐趣性进食； 5. 一部分（1~2餐）营养摄取可经口腔进行； 6. 三餐均可经口腔摄食
Ⅲ 轻度：完全口腔进食，需辅以代偿和适应等方法	7. 三餐均可经口腔摄取，能吞咽食品； 8. 除特别难吞咽的食物外，三餐均可经口腔摄取； 9. 可以吞咽普通食物，但需要临床观察和指导
Ⅳ 正常：完全口腔进食，无须代偿和适应等方法	10. 摄食－吞咽能力正常

来源：李胜利，《语言治疗学》（2版），人民卫生出版社，2013

二、仪器设备评估

目前，吞咽障碍评估常用仪器设备检查有影像学检查与非影像学检查，影像学检查包括：电视荧光吞咽造影检查、电视内镜吞咽功能检查、超声检查等；非影像学检查包括：咽腔测压检查、表面肌电图检查、脉冲血氧饱和度检测等。临床中应熟悉各项检查特点，根据患者的病情选择相应检查。

（一）电视荧光吞咽造影检查

电视荧光吞咽造影检查（Video Fluoroscopic Swallowing Study，VFSS），又称"吞咽造影检查"，是目前公认最全面、可靠、有价值的吞咽功能检查方法，被认为是吞咽障碍检查的理想方法和诊断的"金标准"。

这一方法需要言语吞咽治疗师与放射科医师的共同参与，指导患者在X线透视下吞咽添加造影剂的不同黏稠度的食物，分别从正位、侧位观察吞咽各时期的动态情况。此外，治疗师还可以根据患者情况随时指导患者在不同姿势下吞咽，以观察哪种进食姿势对患者更加安全有效。这一手段不仅可以对整个吞咽过程进行详细观察与分析，发现导致吞咽障碍的结构或功能异常的原因、部位、程度以及有无误吸、代偿等，对吞咽障碍的研究与治疗有重要作用。

应注意，虽然吞咽造影检查意义重大，但对于意识不清、无吞咽动作、不能经口进食或无法转移至放射科的患者不适用。而且，由于该检查操作的特殊性，需要在检查前与患者及监护人充分沟通检查目的、流程方法以及可能出现的风险，并严格遵守规范签署知情同意书方可进行，并应提前做好检查的物品准备，与放射科医师沟通好检查时间。

1. 检查前准备

（1）检查设备：一般选用带有录像功能的 X 线机，以便记录检查过程中吞咽动态。

（2）物品准备：水、造影剂、增稠剂、饼干、纸杯、纸巾、勺子、注射器或量杯、吸管、压舌板、吸痰器等（图 9 - 3），也可以选用果汁、米粉等调制为不同形状的食物，一般调配成 4 种浓稠度的食物：稀流质、浓流质、糊状、固体状食物。造影剂一般选用可吸收的水溶性硫酸钡混悬液，但由于硫酸钡误吸后可长期沉积在肺部，影响肺功能，故对于误吸高风险并且肺廓清功能较差的患者，可考虑用其他造影剂，如 20% 或 76% 泛影葡胺溶液，其缺点为味道较苦，易引起肠胃反应。

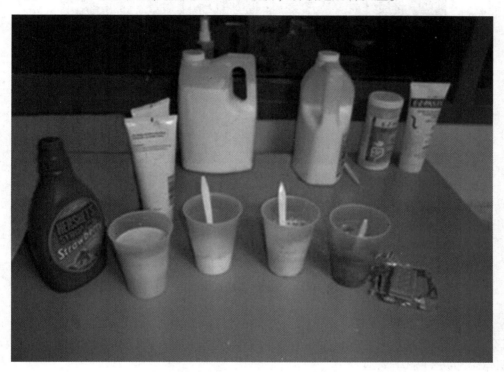

图 9 - 3　VFSS 检查常用物品

2. 检查流程

（1）检查前：① 清洁口腔、排痰，可旋转颈部、空吞咽或按摩口腔肌肉，做好吞咽准备工作，除特殊情况外，尽量拔除鼻饲胃管，以免影响吞咽或食物粘在胃管上影响观察；② 将患者安全置于 X 线机上，摆好体位；③ 提前调配好所需食物并准备好吸痰器等设备。

（2）检查中：① 根据患者情况，指导其依次进食显影食物，一般从糊状、流质过渡到固体，进食量由少到多，逐渐增加；② 观察录像。临床中常选择正位、侧位观察，针对颈部较短者，在左前或右前 30°直立侧位时观察环咽肌开放情况更清晰。此过程不仅观察进食不同形状的食物是否有障碍，也可以在发现障碍后调整补偿方法，如改变食物性状、进食体位等；③ 观察要点（图 9 - 4）。侧位时，主要观察吞咽各时期器官解剖结构与生理异常情况，如食物咀嚼、舌的搅拌和推送运动情况、喉上抬的幅度、腭咽与喉部闭锁情况、会厌、环咽肌开放情况以及食物分别在口腔、咽腔、食管的时间等。正位时，主要观察梨状隐窝和会厌谷在吞咽后是否有食物残留，确定咽壁、声带功能。

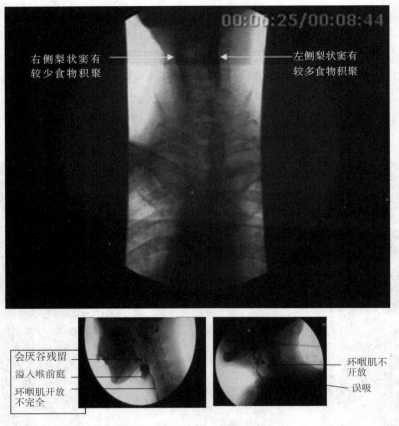

右侧梨状窦有较少食物积聚

左侧梨状窦有较多食物积聚

会厌谷残留
溢入喉前庭
环咽肌开放不完全

环咽肌不开放
误吸

图9-4　VFSS检查观察要点

（3）检查后：① 检查患者是否有食物残渣残留在气道或肺部，如有则及时采取措施处理；② 清除患者口腔或会厌谷、梨状隐窝食物残留；③ 保留检查录像以便对复杂情况反复观察。

3. 吞咽障碍常见 VFSS 异常表现

（1）残留：指吞咽完成后仍有食物残渣滞留在会厌谷或梨状隐窝。

（2）误吸：食物通过喉前庭进入气道或肺部，以声门作为界限，如停留在喉前庭则称为"渗透"。

（3）溢出：滞留在会厌谷或梨状隐窝的内容物溢出，常溢出到喉前庭，也称为"渗透"。

（4）反流：食物逆向流动，如从下咽腔反流入鼻咽或口咽部。

（5）环咽肌功能障碍：指环咽肌不能及时放松或环咽肌痉挛，典型表现为进食后出现食物反流，不能下咽或者在完成下咽后出现剧烈呛咳。

（6）时序及协调性：指吞咽时，口、咽、食管之间吞咽时间不协调，严重者则可能出现反流。

（二）电视内镜吞咽功能检查

电视内镜吞咽功能检查（Video Endoscopy Swallowing Study，VESS），指使用软性内镜观察吞咽情况，在直视下对口腔、咽腔各器官的解剖结构和功能状况进行直观观察、记录。包括梨状隐窝的泡沫状唾液潴留、声门闭锁程度、食管入口状态以及有无器质性异常等。临床中还会让患者吞咽经过亚甲蓝染色的食物，可以更清晰地观察吞咽启动速度以及会厌谷、梨状隐窝的残留，包括是否有会厌下气道染色，则可以判断吸入气道的程度。

VESS 的优点是可以由专业人员在床边甚至 ICU 中进行检查，并且不接触放射线辐射，但是由于其着重于对局部结构的观察，在了解吞咽全过程、解剖结构与食物的关系以及环咽肌、食管功能等方面存在一定局限性。临床中则需要 VFSS 或其他辅助检查的进一步补充。

（三）其他检查

1. 咽腔测压检查　咽腔测压检查技术是目前唯一能够定量分析咽部和食管力量的检查手段。检查时，使用带有环周压力感应器的固态测压导管对咽期和食管期的压力变化进行检测。吞咽时，压力传感器将感受到的信息传导至计算机进一步整合分析，可以检测到咽收缩峰值压以及食管上括约肌静息压、松弛时间以及松弛率等信息，由此分析括约肌开放等情况。

2. 表面肌电图检查（Surface Electromyography，sEMG）　使用电极贴在吞咽活动相关肌群（如，上下口轮匝肌、咀嚼肌、舌骨下肌群、腭咽肌等）表面，在吞咽时检测肌群活动的生物电信号。口咽部神经肌肉功能障碍是导致吞咽障碍的主要原因，表面肌电图检查能够直接检查相关肌群在收缩或放松时的生物电活动，并且作为一种无创性检查，较为安全、痛苦小，患者容易接受。同时，该检查方法可以鉴别肌源性与神经源性损害，判定吞咽肌、咀嚼肌的功能状况，并且能通过肌电生物反馈技术进行训练。

3. 超声检查　是一种无射线辐射的无创性检查，可在床边进行，并可以为患者提供生物反馈治疗。检查时用超声探头置于颏下，对吞咽活动中口腔期、咽期情况进行定性分析，包括口腔软组织的结构和动力、舌的运动、喉的上抬、食团的运送推动以及咽腔食物残留等情况。该检查的优点体现在对舌的运动观察中，尤其是儿童患者，局限性体现在只能观察吞咽中的某一阶段，而且观察效果会受到咽喉中气体的影响。

4. CT检查　可以清晰观察到口腔、咽腔、喉腔、双侧会厌、梨状隐窝以及食管的结构和病变，对以上各器官组织及其周围组织的器质性病变具有良好的诊断价值。但是普通CT成像结果只能显示静态结构，无法进行动态吞咽成像，故在评估吞咽情况时不常用。

5. 功能磁共振成像（Functional Magnetic Resonance Imaging，fMRI）　可用于研究吞咽功能的神经基础，通过fMRI能够反映吞咽的功能性神经定位。

第四节　吞咽障碍的康复治疗

一、吞咽障碍的临床康复治疗模式

吞咽障碍康复需要一个多专业人员参与并紧密配合的团队，团队成员通常包括：康复医师或神经科医师、言语吞咽治疗师、作业治疗师、物理治疗师、康复护士、放射科医师、营养师、患者本人及家属（看护者）等。

在临床中，推荐早期介入吞咽康复筛查、评估与治疗。目前普遍认为，吞咽障碍的康复治疗强调联合治疗，即采取口腔感觉刺激训练、运动能力训练、低频电刺激、肌电生物反馈、改变食物性状、调整进食姿势以及口腔护理等方法，对吞咽障碍患者进行综合管理。

具体康复实施中应遵循以下原则。

（1）安全原则：治疗师要严格控制临床风险，在评估与治疗中全面掌握患者病情，掌握评估治疗手段的操作方法及适应证、禁忌证，同时做好患者本人及照顾者的安全宣教。

（2）全面康复原则：吞咽障碍患者的康复需要多学科、多专业共同参与，治疗师应当与其他专业人员积极合作，对患者功能状况整体评估、制订全面详尽的治疗计划与方案。同时，不应忽视家庭参与的重要性，对患者本人及照顾者进行教育与指导，做好安全进食的监管也十分重要。

（3）个体化原则：患者的病因不同，导致吞咽障碍也不同，即使同一名患者的不同康复时期，吞咽障碍的特点也有可能发生变化，此外，患者的成长背景、饮食习惯以及性格特点也都会对整体康复造成影响，因此，治疗师应当尊重患者的特异性，针对患者制定个体化康复方案，调动患者的主观能动性，提高康复疗效。

（4）循序渐进原则：科学的康复治疗要建立在真实客观的功能评价基础上，治疗师应当根据患者的真实功能水平制定治疗方案，并随着患者的功能恢复逐渐提高训练强度与难度。

（5）回归社会原则：康复的最终目的是帮助患者回归家庭、重返社会，这也是新的"生物—心理—社会"医学模式的体现。吞咽障碍的各种训练手段最终都要落实到实际进食中，因此应当重视提高患者的实际进食能力。

二、基础训练技术

（一）吞咽器官的运动功能训练

吞咽器官的运动功能训练是指运动手法技术对吞咽障碍患者口腔（包括唇、下颌、舌、软腭等）进行运动功能训练，强化肌群的运动与协调控制能力，尽可能建立正常吞咽运动模式，从而改善患者的吞咽功能。可分为言语性运动训练和非言语性运动训练，训练过程中应注意训练难度及强度由小到大的基本原则，并且不引起患者的过度疲劳，当患者存在所训练的肌肉疼痛或者皮肤、黏膜破损时应慎重。

1. 唇的运动功能训练　唇部运动的作用主要体现在口唇闭合避免口腔内食物外漏，训练目的主要是通过唇的被动、主动以及抗阻训练，提高唇的运动力量、控制及协调性，改善吞咽功能。

（1）口唇闭合训练。① 物品准备：镜子、一次性医用检查手套、无菌纱布、纽扣、压舌板、棉线等；② 方法：首先让患者通过镜子观察自己双唇的位置与形态，治疗师示范闭唇后让患者尝试完成口唇闭合动作。患者能够完成自主运动后循序渐进增加阻力做抗阻运动，如把条状纱布放在患者双唇之间，让患者闭唇，治疗师双手拉住纱布条分别向两端牵拉，同时，嘱咐患者保持口唇闭合，纱布条也可以换成压舌板进行同样操作；或者把一枚系有棉线的纽扣放在患者两唇间，治疗师用力向外牵拉细绳，嘱咐患者用力保持闭唇，不让纽扣拔出；③ 作用：提高口唇闭合能力，减少食物的外漏，并为食团更好向咽部运送提供压力；④ 注意事项：如果患者不能自主闭唇，可以通过按摩、牵拉、轻叩口唇周围肌肉，诱发双唇的闭合。

（2）发音训练。① 物品准备：镜子、一次性医用检查手套等；② 方法：发/i/、/u/音时，首先让患者通过镜子观察自己双唇的位置与形态，治疗师做示范，让患者发/i/音，如果不能发声，可做微笑动作，维持5s，也可轮流发/i/、/u/音，反复几次；③ 作用：该训练可提高患者唇部外展、上提功能；④ 注意事项：如患者不能完成，治疗师可以辅助外拉口角，同时，要求患者尽量主动用力。此外，也可重复、交替发"爸、妈"或"拍"音，提高唇的运动功能。

（3）咂唇训练。① 物品准备：镜子、一次性医用检查手套、吸管等；② 方法：首先向患者解释并示范咂唇动作，要求其尽力完成动作并发出声音，体会唇部用力的感觉；③ 作用：提高唇部的力量及协调性；④ 注意事项：如患者双唇闭合困难，治疗师可以首先辅助患者完成吸吮动作，并逐渐引导其完成咂唇。

（4）吹气训练。① 物品准备：镜子、一次性医用检查手套、纸巾、吸管、泡泡水或清水、纸杯、哨子等；② 方法：治疗师首先示范嘟唇并吹气的动作，让患者通过镜子模仿。为提高训练的趣味性也可吹哨子、吹泡泡或者吹纸片等；③ 作用：提高唇部肌肉收缩、前凸运动功能；④ 注意事项：如患者不能完成嘟唇，可手法牵拉、按摩、轻叩唇部肌肉，促进口轮匝肌收缩，唇部前凸。

（5）控制协调性训练。① 物品准备：镜子；② 方法：让患者通过镜子做不同唇形的运动，如圆唇、扁唇、缩唇、示齿、鼓腮、咂唇等，可以保持或快速交替做以上动作；③ 作用：快速变换唇形，改善唇的控制协调性以及灵活性。

2. 下颌及鼓腮运动训练

（1）下颌运动训练：包括下颌上、下及左右侧方运动。① 物品准备：镜子、一次性医用检查手套、橡胶咀嚼棒、纱布等；② 方法：首先对患者下颌关节运动相关肌肉进行手法按摩放松，然后让患者对着镜子尽量主动张大口、下颌向左右两边移动，每一动作可保持 5s，然后放松，重复 10 次；③ 作用：增大下颌运动范围，提高其运动灵活性、协调性，改善患者咀嚼功能；④ 注意事项：如患者张口困难，可先放松患者颈部、咬肌或运用 K 点刺激，张口后再进行训练。反之，如果患者下颌基本运动功能尚可，可以用橡胶咀嚼棒或者用纱布包住不同质地的食物块让患者有控制地咀嚼，提高下颌运动的控制能力。

（2）鼓腮训练：① 物品准备：镜子、一次性医用检查手套、硅胶软勺等；② 方法：对着镜子，紧闭嘴唇鼓腮，同时，可左右侧交替鼓腮。如患者主动完成良好，治疗师可在鼓起侧颊部施加阻力；反之，如果患者颊肌运动能力较差，可用软勺在口腔内部向外用力牵拉颊肌；③ 作用：提高颊部运动功能；④ 注意事项：如患者颊部运动能力差，也可用同侧拇指和示指夹住颊部肌肉，做 "C" 形或提拉唇角向上的动作，按摩颊肌。此外，也可对面颊进行拍打、刷擦等以刺激促进颊肌运动功能。

3. 舌的运动训练

（1）被动运动：患者舌的主动运动受限或运动范围减少。① 物品准备：镜子、一次性医用检查手套、纱布、吸舌器、压舌板、硅胶软勺等；② 方法：患者张口并尽量放松，治疗师戴手套用无菌纱布包裹舌前部，轻轻向外牵拉，同时，可向上下、左右各方向摆动，这一过程也可以使用吸舌器辅助固定舌体。如患者舌体无任何运动，可先用压舌板或者勺子凸面轻轻按压舌背刺激本体感觉；③ 作用：通过舌的被动按压、牵拉，强化本体感觉及运动刺激，从而促进舌的运动功能恢复；④ 注意事项：牵拉舌体时力量缓慢、轻柔，不可突然用力或牵拉范围过大，以免造成舌的损伤。在用吸舌器进行训练时应注意使用前后的清洁、消毒，同一患者可消毒后重复使用，不同患者禁止混用，避免交叉感染，牵拉时平拉舌尖，避免舌系带与牙齿摩擦造成损伤，如果患者已有口腔黏膜的损伤或溃疡，不建议使用。

（2）主动运动：患者可以在一定程度上完成舌的主动运动。① 物品准备：镜子、一次性医用检查手套、压舌板、果酱、酸奶或者其他食物等；② 方法：让患者把舌头尽量伸出口外并保持几秒钟，然后放松；也可以尝试伸出舌头向上下、左右摆动或嘱患者用舌尖抵住牙齿外侧、内侧或卷至硬腭处等不同部位。此外，可以将果汁、酸奶等食物置于目标位置，让患者伸舌舔掉；③ 作用：通过主动运动提高舌的运动能力。

（3）抗阻运动：① 物品准备：一次性医用检查手套、压舌板、吸舌器、硅胶软勺等；② 方法：用压舌板或软勺施加一定阻力，让患者舌肌抵抗阻力做各方向的等长收缩，同时，根据患者具体情况可增加阻力或改变阻力方向。或者用吸舌器固定舌体后轻轻向外牵拉，使患者抵抗阻力向后回缩舌；③ 作用：增强舌的力量，改善舌的运动能力；④ 注意事项：避免力量过大而损伤舌体。

（4）灵活性与协调性练习：① 物品准备：镜子、一次性医用检查手套、压舌板、果酱、酸奶或者其他食物等；② 方法：用压舌板放在患者口内或者口外某个舌体能够触及的部位，让患者用舌头触碰压舌板，不断改变压舌板位置并可加快速度从而提高训练难度。此外也可把食物抹在目标位置，让患者快速舔下；③ 作用：通过提高舌的运动速度以及准确性来提高患者舌运动的灵活性与协调性；④ 注意事项：当患者出现代偿动作时及时提醒纠正，如错误过多可能提示训练难度过大，可适当降低难度。

（5）发音练习：① 物品准备：镜子、一次性医用检查手套等；② 方法：让患者发 /g/、/k/ 音，练习舌根部运动；发 /d/、/t/ 音，练习舌尖部运动；发 /j/、/q/ 音，练习舌中部运动；③ 作用：通过发音完成舌的运动能力训练；④ 注意事项：治疗师可以先示范发音，然后让患者对着镜子模仿，尤其注意舌的位置要正确，为了便于观察，可加大运动幅度，做稍夸张的发音。当患者熟练掌握后，可以交替发音或加快发音速度。

4. 软腭运动训练

（1）物品准备：杯子、冰棉棒、冰水、勺子、果汁、酸奶或其他食物、蜡烛、口哨、吸管等。

（2）方法：患者张口并放松，治疗师用冰棉棒或蘸有冰水的勺子上抬软腭，让患者体会软腭上抬的感觉。或者通过练习吹气动作改善软腭功能，可以吹哨子、蜡烛或纸条等，在吹气过程中注意控制气流的强度、方向。此外，也可以在吸管中放入少量的酸奶、果汁或其他食物，封闭吸管一端吮吸吸管，以提高腭咽闭合力量。

（3）作用：通过对软腭的刺激、软腭运动以及腭咽闭合功能训练，强化患者软腭运动功能、加强保护机制。

（4）注意事项：进行冰刺激时，注意把握刺激强度，控制温度及接触时间，避免冻伤。在吸管中放置食物训练时，需提前评估患者整体吞咽功能，避免误吸。

5. 实用性训练　基于运动再学习理论，把脑损伤后恢复运动功能训练视为一种再学习或者重新学习的过程，强调语言和视觉的反馈，以任务为导向最终转移到日常生活中。因此，在训练中适当运用镜子进行视觉反馈，并给予正确言语指令，训练动作完成后，应当使训练任务与日常生活活动相结合，提高康复训练实用性。如进行舌体运动、咀嚼、吮吸等训练时，可以用牛肉棒、棒棒糖、酸奶等食物进行训练。

（二）吞咽器官的感觉功能训练

1. 冷刺激训练　冷刺激训练是目前临床中常用技术之一，是用较低的温度刺激软腭、舌根及咽后壁，诱发或改善吞咽功能的方法。根据目前临床研究，建议用 0～10℃ 进行冷刺激，治疗中注意持续刺激时间以及时间间隔，以免造成冻伤，一般宜采用断续刺激治疗，每次接触时间约 1s，持续刺激时间不超过 5s，由于温度感受器有显著适应现象，因此冷刺激治疗需留有足够的间歇时间，建议与冷刺激后诱发患者空吞咽相结合，口腔内温度有温热感后，方可进行下一次的冷刺激治疗。如患者存在认知障碍，建议间歇 30s～1min，闭唇困难或经口呼吸者适当延长。（见万桂芳，张庆苏主编《康复治疗师临床工作指南——吞咽障碍康复治疗技术》以下简称《指南》）

2. 触觉刺激训练　在吞咽训练治疗中，通过各种方法增强触觉刺激，强化感觉输入。如用勺子喂食食物时，可在勺子撤出口腔前下压舌面，强化感觉输入；制备需要咀嚼或者有触感的食物，增强食物对口腔的触觉刺激。但在采用食物进行吞咽训练时，应当根据患者的吞咽能力，选取合适的食物，并提前准备好食物的大小、形状等。在患者吞咽后，应嘱其适当清嗓、再吞咽，减少食物残留及误吸风险。

3. 舌的牵拉训练　舌的牵拉训练是通过牵拉舌肌，刺激本体感受器，增强本体感觉输入的一种训练方法。具体训练方法参见本节"舌运动训练"。注意在牵拉时不能忽略治疗师口头指令的言语刺激，同时，要求患者配合指令努力主动运动。

（三）呼吸功能训练

1. 吞咽与呼吸　吞咽与呼吸之间存在密切联系，正常吞咽中，当食物在口腔咀嚼时，用鼻呼吸，之后进入咽期，此时呼吸会暂停以利于食物团顺利通过咽部进入食管，一次吞咽完成后，重新恢复呼吸。如果患者的呼吸功能与吞咽功能不能协调配合，在吞咽时吸气，极易引起误吸。健康人出现呛咳后会立即启动咳嗽反射，将异物咳出，如果吞咽障碍患者咳嗽能力减弱，无法通过有效咳嗽咳出异物，则会导致吸入性肺炎。

2. 呼吸训练

（1）腹式呼吸：腹式呼吸能够在耗能最小的同时产生更多的潮气量，因呼吸时使用的主要呼吸肌是膈肌，又称"膈肌呼吸"或"横膈呼吸"，适用于大多数非膈肌呼吸的呼吸功能障碍患者。开始训练时，治疗师应注意"腹式呼吸"不等同于"腹式深呼吸"，根据患者的呼吸节律，指导患者放松辅助呼吸肌，启用膈肌进行呼吸。如果膈肌运动较弱，可以先让患者把手放在腹部，哈气的同时体会膈肌收缩，或者治疗师示范腹式呼吸，让患者用手感受正确的腹式呼吸方式。具体体位选择与训练方法可参考《运动治疗技术》相关章节。

（2）缩唇呼吸：缩唇呼吸的方式为吸气时用鼻子吸气，呼气时嘴巴微张成"缩唇状"，缓慢呼气，呼气时间要比吸气时间长。由于呼气时间延长，可减少呼气末残气量。

（3）辅助呼吸技术：该技术为在患者呼吸时，治疗师徒手在胸廓施压，辅助胸廓运动。一般在患者呼气时施加压力，吸气时不用力，使胸廓自然扩张，此技术需配合患者的呼吸节律进行。如果需要施加压力时注意评估患者骨骼情况，高龄患者因常伴有骨质疏松症故应当慎重进行，避免造成骨折。

3. 咳嗽训练　对于吞咽障碍患者而言，有效的咳嗽可以帮助气道异物排出，降低感染发生风险。所以，一定程度上讲咳出异物也是一种对机体的保护机制。

（1）咳嗽的发生机制：正确有效的咳嗽分为四个阶段，分别为：深吸气、紧闭声门、腹部及肋间肌肉收缩保持胸膜腔内压和腹内压、声门打开用力呼气。此过程需要高速的气流把异物或者分泌物排出体外。

（2）咳嗽训练：指导患者连续 3 次哈气，继而再咳嗽 3 次，即哈气、哈气、哈气、咳嗽、咳嗽、咳嗽，重复 3~4 次，此为"泵式咳嗽"。

（3）辅助咳嗽技术：当患者不能自主产生高速气流时，治疗师可以徒手辅助咳嗽，即治疗师指导患者深吸气后屏住呼吸，然后在患者咳嗽时徒手按压患者胸部或上腹部，协助产生高速气流冲出声门。对于胸廓活动度较差的患者，在脊柱稳定前提下，也可反向旋转牵拉躯干，以此降低神经肌肉张力，增加胸廓的活动度。患者自我辅助咳嗽时，可用手按压膈肌下部，类似于"Heimlich 手法"。高龄患者因常伴有骨质疏松症应当慎重进行，避免造成骨折。

三、摄食–吞咽策略

（一）吞咽技术训练

1. 门德尔松（Mendelssohn）吞咽　增加喉上抬的幅度与时间而改善吞咽功能。

（1）操作方法：对于能够自主喉上抬患者，嘱其在吞咽唾液时保持在喉上抬的位置数秒钟，或者吞咽时用舌尖抵住硬腭保持数秒钟，同时，让患者手轻轻置于甲状软骨，体会喉上抬的动作与幅度。当患者喉上抬无力时，治疗师需在患者即将开始喉上抬时，用拇指与示指置于环状软骨下向上推并保持，嘱其感受喉部上抬。

（2）注意事项：训练前与患者沟通，解释训练方法、目的、注意事项等，如患者血压控制不佳时慎用。

（3）适应证与禁忌证：这一技术适用于环咽肌开放不完全、喉上抬力量较差以及吞咽不协调的患者；呼吸系统疾病或吞咽、呼吸严重不协调者禁用。

2. 声门上吞咽　通过在吞咽前及吞咽时关闭气道，防止误吸，并且吞咽后立即咳嗽，清除食物残留的技术强化气道保护。

（1）操作方法：嘱患者深吸一口气后屏住呼吸，保持闭气状态，同时，进食一口食物并吞咽，吞咽完成后呼出一口气，然后立即咳嗽，再空吞咽一次，正常呼吸即可。

（2）注意事项：此技术要求患者意识清醒，能够理解治疗师指令并能很好执行。训练前可以先让患者吞咽唾液训练，待能够很好完成练习后再运用食物训练。

（3）适应证与禁忌证：适用于吞咽反射触发迟缓、声门关闭功能较差；高血压、慢阻肺、肺气肿及冠心病的患者禁用。

3. 超声门上吞咽　超声门上吞咽是吞咽策略中气道保护最强的一种方法,在吞咽前或吞咽时将杓状软骨前倾至会厌软骨底部,紧闭假声带,气道入口主动关闭。

(1) 操作方法:嘱患者吸气后紧紧闭气,用力将气体向下压,吞咽时保持闭气并下压的状态,吞咽完成后立即咳嗽。

(2) 注意事项:用力闭气可能导致血压升高,因此如果患者血压控制不良则应慎用。此外,对于慢阻肺或肺气肿患者也应谨慎使用。

(3) 适应证与禁忌证:适用于气道入口关闭不全的患者,根据《指南》推荐,对于做过喉声门上切除术以及颈部做过放射治疗的患者很有帮助。

4. 用力吞咽法　又称"强力吞咽法",既是吞咽治疗方法,也是吞咽代偿技术,旨在吞咽时增强舌根向后运动功能。

(1) 操作方法:嘱患者吞咽时稍低头,口唇紧闭,咽部肌肉一起用力挤压,每次吞咽后也可以反复空吞咽几次,减少咽部食物残留,减少误吸风险。或者让患者在每次吞咽后极少量饮水 (1～2ml),然后再吞咽,既有助于诱发吞咽反射又能够清除咽部食物残留,此方法成为"交互吞咽"。

(2) 注意事项:用力时可能引起头晕不适,可根据具体情况略做调整。

(3) 适应证与禁忌证:适用于吞咽时舌根向后运动力量不足的患者;根据《指南》建议,仪器检查提示口咽力量弱或者声带不能闭合的患者慎用。

5. Shaker 训练　又称"等长或等张吞咽训练",旨在改善食管上括约肌开放功能。

(1) 操作方法:患者平卧位,在保持双肩不离开床面的前提下颈部前屈,尽量能够看到脚尖,并保持 1min,随后放松休息 1min,可重复几次。或者患者取坐位,治疗师将手置于患者前额并向后上方用力,患者抵抗阻力将额头向前下方压;也可治疗师握空拳,拳眼朝上置于患者下颌与胸骨间,让患者低头,用力下压治疗师的拳并保持。

(2) 注意事项:当患者理解指令并配合能力较差时应慎用。

(3) 适应证与禁忌证:适用于环咽肌开放不完全或不完全开放者,颈椎不稳者禁用。

(二) 吞咽体位与姿势

吞咽障碍患者可以采用一定体位与姿势,一定程度上改变食物吞咽通路,从而降低吞咽中残留与误吸风险,改善吞咽功能。但这一技术只能暂时改善吞咽功能,并不能改变引起吞咽障碍的异常生理。

1. 进食体位　改变进食体位可以改变食团运送方向与速度,改善吞咽障碍的症状表现。应根据患者病情,尽早开始坐位进食,不能完全坐起时,可考虑在30°仰卧或者颈部前屈的半坐卧位进食,可以减少误吸及反流风险。若患者不能取坐位,并且两侧吞咽障碍程度不同时,可采取侧卧位,使患者吞咽能力较好的一侧在下,食团由于重力影响,从相对健侧咽下,提高吞咽能力。

2. 吞咽姿势　通过调整吞咽时头部姿势,也可以改变吞咽通道的大小、形态等,以提高吞咽的有效性与安全性。

(1) 低头吞咽:吞咽时头部尽量前屈,可以使气道入口变窄,从而增强气道保护机制,同时,有助于舌根向后运动,促进食团向咽部运送。但并不是对所有患者都有效,如对吞咽启动延迟和吞咽后梨状隐窝残留的患者无作用。临床应用时应结合其他治疗技术,达到更好疗效。

(2) 侧方吞咽:指吞咽时,头向一侧侧屈,此时偏向侧舌骨水平咽上方的吞咽通道变窄,该侧梨状隐窝变窄,可以减少残留,同时,头偏向患侧可充分利用对侧吞咽通道完成吞咽,减少咽部食物滞留。

(3) 转头吞咽:吞咽时,头向一侧旋转,转向侧咽部被挤压向后,关闭该侧梨状隐窝,食团从相对健侧通过,利于关闭该侧气道,在头前倾并旋转时是最有效的方法,适用于一侧咽肌麻痹患者。

(三) 进食注意事项

1. 食团在口中的位置　患者进食时,把食物放在合适的位置可以有效感知食物并且利于吞咽。一般认为把食物放在口腔中最能感知食物的部位，可选择健侧或健侧舌后部。这一方法不仅对舌、颊、面部感觉障碍患者有效，同时，也适用于所有面舌肌肌力差者。

2. 一口量及进食速度

（1）一口量：一口量是指最适于吞咽的每次摄食入口量。正常人一口量参考如下：稀流质 5～20ml；果冻样 5～7ml；糊状 3～5ml；肉团平均 2ml。患者在进行摄食–吞咽训练时，如果给予的一口量过少，刺激强度不够，则不易诱发吞咽反射，若一口量过大，可能导致食物漏出、残留、误吸。因此，在训练中应先以少量尝试，一般用稀流质液体 1～4ml，然后酌情逐渐增加。

（2）进食速度：调整合适的进食速度，有助于降低误吸风险。在口腔中食物吞咽完毕后再进食下一口，避免 2 次食物重叠入口。此外，为防止误吸，可以结合声门上吞咽法，并且根据患者现有功能的具体情况，选择合适的餐具进食也非常重要，可以选择一些特制餐具，利于摄食—吞咽。

3. 食物性状选择 食物性状一般分为：流质、半流质、糊状、半固体以及固体，根据患者吞咽障碍程度，本着先易后难的原则选择。一般糊状食物不易误吸，并且能较好刺激口腔触压觉及唾液分泌，有助于吞咽，是首选食物，之后过渡到半固体（如软饭等），最后进食液体及普通食物。易于吞咽的食物应符合以下特点：密度均匀、黏性适当、不宜松散、通过咽和食管时易变形且不易在黏膜上停留，同时，兼顾色、香、味、温度等。

4. 进食环境 当患者存在吞咽障碍时，应尽可能保证进食环境安静、舒适、放松，避免患者分心，以便提高进食效率，减少风险。

5. 进食提醒 进食时可以通过语言、手势、身体姿势以及文字等方式提醒患者以促进其吞咽能力，增强进食安全性。如在进食后语言提示"嚼""吞"等，提醒其充分咀嚼食物并吞咽。

6. 进食前后清洁口腔、排痰 正常人在进食后如果咽部有食物残留，会通过反射性咳嗽予以清除，不进食时，每 2min 会自然吞咽一次，使口腔及咽部的分泌物进入食管。吞咽障碍患者常不能及时吞咽分泌物，即使有残留也不能及时咳出，继而导致分泌物或残留食物进入气道，引起肺部感染，因此，在进食前后，对患者进行口腔及咽部清洁非常重要。为减少肺部感染，也可在患者进食后通过体位引流或者机械排痰预防感染。

四、导管球囊扩张技术

导管球囊扩张技术是用适当型号的球囊导管经鼻或口插入食管，在食管入口处，通过向球囊中注水充盈球囊，然后间歇性牵拉环咽肌，改善由于环咽肌障碍引起的吞咽障碍。

1. 物品准备 导管球囊、注射器、记号笔、碗、无菌纱布、棉签、1% 丁卡因等。

2. 操作方法

（1）操作前：先在导管球囊中注水 3～6ml，检查是否完好；清洁患者鼻腔或口腔，如经鼻插管，可用棉签蘸取适量 1% 丁卡因置于鼻腔，进行局部黏膜麻醉以减少操作时患者不适。

（2）操作中：① 润滑导管后经鼻或口插管，使导管球囊置于环咽肌下部，可嘱患者发/i/音，根据清晰度以确认导管在食管；② 向球囊中注水 3～6ml，轻轻上提导管至术者感到卡住，此处为环咽肌位置，在导管上做标记。接着缓慢回抽球囊中水量并上提导管，至球囊可轻松滑出，此时记录球囊中残余水量，即扩张基数；③ 分级扩张：从扩张基数开始，每次增加 0.5～1ml 注入水量。当球囊导管提拉至环咽肌位置时，术者嘱患者主动吞咽，同时，缓慢向上提拉导管，至球囊通过环咽肌后将球囊内的水抽出，稍做休息进行下一次扩张即可，此为主动扩张。也可行被动扩张，即由术者提拉导管球囊至环咽肌处感受到较大阻力时，嘱患者放松并在此位置稍做停留，保持数秒后拉出导管，通过环咽肌后抽出球囊中的水；④ 治疗处方：扩张基数及每次注入水量根据患者情况酌情调整；一般每天 1 次，约半小时；可根据患者情况每天增加 0.5～1ml。

（3）操作后：拔出球囊导管，观察患者有无异常。

3. 注意事项

（1）插管后如患者出现强烈咳嗽，提示可能插入气道，确认后需拔出重新插管；如拔出后管壁上有血丝，提示黏膜损伤，可停止训练。

（2）行此技术之前应明确患者存在环咽肌失弛缓，并且无咽喉等结构的器质性或进行性病变。

（3）当提拉球囊导管感受到较大阻力不易拉出时，不可强制拉出，以免造成黏膜损伤。

（4）扩张后，为防止黏膜水肿，可行雾化吸入，如地塞米松＋α－糜蛋白酶＋庆大霉素。

（5）对术者技术能力要求较高，需经系统培训，熟练掌握后严格遵临床标准与规范执行。

（6）治疗中不可盲目追求扩张次数及注水量，不可急于求成。

4. 适应证与禁忌证

（1）适应证：神经系统疾病或头颈部癌症放射治疗、手术瘢痕引起环咽肌功能障碍、食管狭窄或吞咽动作不协调的患者。

（2）禁忌证：鼻、口或咽部黏膜已经损伤者，食管急性炎症，呕吐反射敏感，严重心肺功能不全，其他影响治疗的病情的患者。

五、营养支持策略

（一）食物选择与配制

1. 食物性状　详见"摄食－吞咽策略中食物形状的选择"。

2. 食物配制　良好的吞咽障碍食物应具备"黏稠度合适、黏附性低、内聚性好、软硬度适中"的特点，大多数普通形状的食物不符合要求。治疗师既要学会自制用于训练治疗的食物，也要指导患者家属或照顾者自制作。

常用的营养食物配制方法：在流质食物中添加食物增稠剂，使其变黏稠；也可把不同性状的食物打碎，必要时可加少许水，然后添加增稠剂；制备完成的特殊食物注意待温度合适后再给患者进食。

3. 营养均衡　配制食物时应注意避免食物过于单一，尽可能营养均衡，一般要求食物多样、食品搭配科学合理，如谷类、蔬果类、肉类、蛋类、奶制品等。

（二）其他营养支持技术

1. 鼻饲胃管法　简称"鼻饲"，是经鼻腔将导管插入胃内，从而通过导管直接向胃里灌入流质食物或者药物的方法。可帮助不能经口进食的患者摄入营养、水分、药物等，具有简便、经济、方便的优点，在临床中广泛应用。但是长期留置胃管，会导致咽部反射迟钝、胃潴留、腹泻、便秘、吸入性肺炎、胃食管反流等并发症，同时，胃管的固定可能引起皮肤问题。

2. 间歇性经口胃管法　患者进食时经口腔插入胃管，进食后拔出即可。这一方法由于胃管不留置在胃内，减少了对胃黏膜的刺激，并且进食后下食管括约肌呈闭合状态，减少胃食管反流风险。患者不需要长期流管，不影响外观形象，可以减小患者心理负担，增强患者信心。同时，这一方法也可作为训练方法应用。

3. 胃造瘘术　现多用"经皮内镜下胃造瘘术"，在内镜引导下，在腹壁、胃壁造瘘，把管置于胃内，实现胃内营养。这一操作创伤小，经济安全，患者易于接受。适合由于各种原因导致需要长期肠内营养支持的患者。

六、电刺激

1. 神经肌肉低频电刺激　使用专门针对吞咽障碍治疗的电刺激仪器，通过对颈部吞咽相关肌群进行低频电刺激，提高肌力，有助于喉上抬，改善吞咽功能。适用于各种原因导致神经性吞咽障碍。

采用这一技术时，电极放置方法通常有以下几种：

（1）沿喉部前正中线垂直排列电极片，第一第二电极分别置于舌骨上方、甲状软骨上方，其余两电极沿正中心与前两电极等距放置，注意最下方的电极不应置于环状软骨下（图9-5）。

（2）如患者伴会厌谷滞留及喉部移动障碍，可使通道一两电极水平置于舌骨上方，通道二两电极沿正中线垂直排列在甲状软骨上切迹上方与下方（图9-6）。

（3）电极片在正中心两侧垂直排列，最下方电极片应位于甲状软骨上切迹上，该方法适用于大多数咽部及喉运动功能障碍者。临床应用时应注意电极片不要影响颈动脉窦（图9-7）。

（4）通道一电极片水平放置于颏下，通道二沿面神经颊支放置，能够刺激舌骨上肌肉及面部肌肉，适用于口腔期吞咽障碍患者（图9-8）。

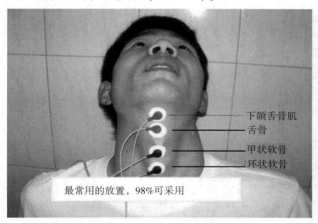

图9-5　沿喉部前正中线垂直排列电极片

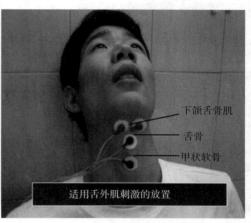

图9-6　一通道电极水平置于舌骨上方；另一通道沿正中线垂直排列

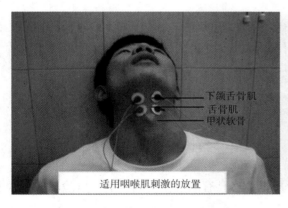

图9-7　电极片正中心两侧垂直排列

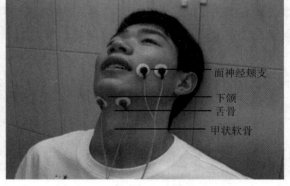

图9-8　一通道水平放置颏下；另一通道沿面神经颊支放置

2. 经颅直流电刺激　经颅直流电刺激（Transcranial Direct Current Stimulation，tDCS），指利于微弱直流电作用于大脑皮质相应区域，引起皮质神经细胞兴奋性改变，是一种非侵入性脑刺激治疗技术。这一技术具有安全、无创、便携、价格低廉的特点，已在临床中得到普遍认可。但在刺激强度、刺激时间、刺激模式以及电极放置方法等具体问题上未达成共识，存在一定争议。

3. 肌电生物反馈　肌电生物反馈首先通过生物反馈，将患者相关生理反应指标及变化通过声音或视觉信息实时显示，并反馈给患者，患者可以直观了解肌肉等生物反应特点及变化，并借此信息控制运动，而当患者的运动达到设定阈值后，生物反馈仪会发出电刺激帮助患者完成目标运动。

这一技术可以将肌肉收缩的微弱信号处理以方便人体感知的形式表达出来，从而发挥患者主观能动性，继而通过神经肌肉电刺激帮助患者完成治疗性运动。

七、中医传统康复

中医传统康复方法基于独立的中医医学体系，辨证论治，在临床中具有显著疗效。

吞咽障碍在中医传统医学中属中风病舌謇、喉痹、舌强等范畴。认为本虚标实：肝肾不足、精血不荣为本，痰浊阻络、瘀血内阻为标，肝肾亏虚、精血不荣，气血逆乱，风、火、痰、瘀致经络闭阻，阳气不至、窍闭神昏。可运用针灸之法改善其功能，主要以通气活血、利咽通窍为法，可选用风池、廉泉、金津、玉液、提咽等穴，也可配以太溪、足三里、合骨等体穴。

八、其他治疗技术

（一）药物治疗

临床上针对吞咽障碍目前没有特效药，但发现采用抗胆碱酯酶药溴吡斯的明治疗脑干梗死引起咽期吞咽启动延迟以及咽缩肌无力患者有一定疗效。

（二）辅助器具

（1）因口腔器官缺损导致软腭上抬无力，影响吞咽能力时，可使用口腔辅助具（如腭托等）改善吞咽功能。

（2）吞咽通气说话瓣膜：一种单向通气阀，置于气切患者的气管套管口，从而改善言语、吞咽功能。其原理为：吸气时，瓣膜开放，吸气完成后关闭，呼气时气体通过声带经口鼻呼出，可自然发声。同时，佩戴瓣膜后恢复声门下生理性呼气末正压，也可减少误吸。

（三）手术治疗

当患者环咽肌不能松弛，经保守治疗无效后，可行环咽肌切断术；软腭麻痹导致鼻咽闭锁不能，吞咽时食物反流至鼻时，可行咽瓣形成手术；喉上抬不佳时，可行甲状软骨上抬、下颌骨固定术或舌骨固定术。应注意，只有在保守治疗无效后才采用手术治疗。

九、吞咽障碍的预后及健康教育

（一）预后

吞咽障碍患者预后与以下因素有关。

1. 年龄　高龄患者可能由于各项身体机能退化，加上本身已有的慢性疾病，治疗风险较大、康复训练耐受度较差。

2. 原发病　原发病的性质会影响康复的疗效。如单侧上运动神经元性吞咽障碍预后较好，而帕金森病由于进行性发展，预后较差。

3. 并发症　心肺系统疾病以及消化系统疾病等并发症会影响预后。

4. 认知障碍　严重认知功能障碍者对食物感知能力较差，并且不能很好配合治疗，因此预后会受到影响。

5. 意识状态　意识障碍也会丧失对食物的辨别与感知，影响预后。

（二）健康教育

吞咽障碍患者的康复治疗核心是运动康复和日常生活能力康复，这一过程中家属的参与必不可少，因此，对其本人及家属进行健康宣教与指导也十分必要。

（1）家属应与治疗师积极沟通，熟悉患者治疗项目，鼓励患者完成有效训练量，并且在日常生活中监督患者继续训练。

（2）特殊食物配制：根据患者情况，治疗师指导患者家属配制科学合理、适合患者的食物。

（3）进食监督与调整：根据患者情况，指导患者家属准备合适的进食餐具、进食环境、进食姿势，在患者进食过程中及时提醒，做好安全防护，进食后及时拍背、检查食物残留情况，清洁口腔。

附表1：临床吞咽障碍筛查项目

吞咽障碍相关临床资料		筛查结果	
		是	否
1. 曾反复发生肺炎			
2. 具有高度口咽吞咽障碍可能并有误吸风险的疾病	部分喉切除		
	头颈部曾接受全程放射治疗		
	缺氧症		
	帕金森病/帕金森病叠加综合征		
	运动神经疾患		
	重症肌无力		
	脊髓小儿麻痹		
	前颈椎融合术		
	脑卒中		
	吉兰－巴雷综合征		
	喉部创伤		
3. 长期或创伤性插管，或曾进行紧急气管切开			
4. 严重的呼吸困难			
5. 浑浊的嗓音或细湿声			
6. 主诉在吞咽前/中/后咳嗽			
7. 对口水的控制差			
8. 吞咽频率低（5min内没有吞口水）			
9. 肺部经常有大量分泌物			
10. 若患者正在进食，观察他的进食情况，若不在进食，观察吞口水情况，特别考虑这些状况在进食时或进食后不久是否有改变	呼吸困难		
	分泌物增多		
	嗓音改变（浑浊嗓音）		
	单一食团需多次吞咽		
	喉部上抬不足		
	清喉咙		
	易疲劳		

第十章　辅助沟通系统

第一节　概　述

沟通或交流，是指任何分享或交换信息及传递概念的过程。包括沟通－接受，沟通－产生，以及交谈和使用沟通装置及技术三大方面。沟通必须要有一个传送者及接收者。传送者必须先将传送的信息加以编码（encode）。而接收者必须经由译码的过程才能了解传送者的意思。在信息传递当中彼此必须确认所表达的意念能被双方所接受及了解。语言是人际沟通的主要方式，但是有很多人由于疾病的影响，并不能使用语言来沟通。据统计，在美国将近 1.3% 的人口有重度的沟通障碍，这些人无法靠自然语音来满足他们的日常需求。此时非语言的沟通（手势、肢体语言、眼神及脸部表情等）在其日常生活中就成为一项重要内容，通过这种方式，患者可以表达基本需求，可以交换信息、维持与他人的交往以及社交礼节。对于没有口语能力或少口语能力的患者，临床可以采用扩大替代沟通系统（Augmentative & Alternative Communication，AAC）作为一种能突破自身能力限制的辅助手段，使用更少破坏的沟通能形式来促进沟通障碍人士沟通技能的发展。第一个 A 指的是 Augmentative Communication Systems（辅助沟通系统），重点在"辅助"二字。对有部分言语能力的患者，他们的语言表达和理解都有限，交流仅限于照护者，辅助沟通系统是帮助这个人把信息交流到更大的圈子里。第二个 A 指的是 Alternative Communication Systems（替代沟通系统），重点在"替代"二字。对于完全丧失使用自然语言的功能，而必须需要其他方法表达他们的想法时，AAC 对他们有所帮助。

一、AAC 定义

2005 年，美国言语语言听力协会将 AAC 定义为：辅助沟通系统是指在研究上、临床上及教育上实行的技术组合，它涵盖研究尝试和在必要时对因暂时或永久损伤，或导致言语/语言表达和理解的严重障碍者进行补偿，它包括口语和书写的沟通模式。换言之，AAC 的使用者主要是因暂时或长期失去口语或书写能力，而无法将想表达的信息传递给沟通伙伴，但透过 AAC 的协助，可改善沟通困难问题，提升沟通效能。AAC 介入的最后目的是通过了解个体需求，选用合适的沟通管道，协助个体达到更有效的沟通互动，以解决他们参与教育、工作、家庭以及社区生活。AAC 的范围非常广，包括了从手势、肢体动作、面部表情、符号、图片，甚至含高端技术的数字语言输出装置。AAC 训练的方法，从当刚主张手语应用、手势沟通，到近年来强调使用图片、沟通簿或语音沟通器（Speech Generating Device，SGD）等介入方式，来取代传统的口语沟通训练，以协助沟通障碍者在缺乏口语的状况下，能通过 AAC 来改善或解决他们沟通上的问题。

二、AAC 系统的构成

AAC 采用多渠道沟通方式，建立个人全方位的沟通能力，包含口语、声音、肢体动作和辅助性沟通。AAC 包含沟通符号（Symbol）、沟通辅具（Aids）、沟通技术（Technique）、沟通策略（Strategy）等四个组合要件（图 10 – 1）。

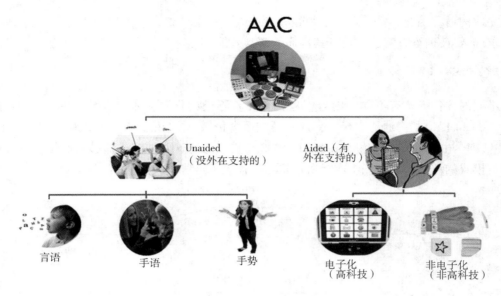

图 10-1 ACC 系统介绍

（一）沟通符号

沟通符号包括以下两大类。

1. 非辅助性沟通符号 是指由人的身体直接产生，不需要借助外在对象就可传达信息、完成沟通功能的符号。例如，口语、肢体动作、手势、脸部表情、眼神、手语等。

2. 辅助性沟通符号 需要人的身体以外的对象来完成沟通的功能。例如，实物、模型、彩色或黑白图片、条图、文字、声音、抽象符号等。

（二）沟通辅具

沟通辅具是指利用身体以外应用装置或设备，来传送、接收沟通者的信息，以协助患者传递信息。可分为以下两类。

1. 低科技沟通辅具 没有打印或声音输出的功能。如图卡、沟通薄、沟通板、注音板等。

2. 高科技沟通辅具 具有打印或声音输出的功能，按其特性又分为专门性（Dedicated）及非专门性（Non-dedicated）。专门性的高科技沟通辅具是单独存在，主要功能用来沟通。又可分为固定版面式（Fixed Display，如红雀、青鸟），以及动态版面式（Dynamic Display，如 Dynavox）。非专门性的高科技沟通辅具则无法单独存在，必须依附在计算机的操作系统才能运作，如 PMLSPRo、Speaking Dynamically Pro、The Grid 等。

（三）沟通技术

沟通技术是指 AAC 的使用者如何使用沟通辅具的方法。一般可分为以下两种。

1. 直接选择 使用者借助自己的声音、手、手指、眼睛或其他身体部位的移动，能够直接使用控制接口，并在选项中选取任意一项。因此，直接选择可通过头杖、头控鼠标、眼控鼠标、嘴杖、手杖、激光棒、手写板、替代性键盘、触控屏及语音方式来控制沟通辅具。

2. 间接选择 使用者必须透过几个步骤以后才能选择到想要的选项。最常用的是扫描，扫描必须经由游标或灯号来回扫描辅具有版面的选项。扫描方式有三种：自动式、逐步式、反向式。其种类可分为线性、循环及群组，并依身心障碍者的个别功能来做调整。

（四）沟通策略

沟通策略是指将沟通符号、沟通辅具、沟通技术，整合成一个特殊的沟通介入方案，以协助 CCN 个案更有效地完成沟通。因此，沟通策略必须经过专业人员评估、整合、提出介入计划，再设计出符合沟通障碍者需求的 AAC 训练方案，以提升其沟通效率与效能。

三、AAC 评估内容及程序

目前，不同的评估模式有不同的内容，也就存在着不同的程序，还未有统一的 AAC 评估内容和程序。1989 年，Light 提出了沟通能力模式，这一模式至今仍被 AAC 专业人员所采用。另一个比较有影响力的 AAC 评估则是由 Beukelrnan 和 Mirenda 在 1998 年提出的。这两种模式都强调了儿童的沟通环境。为便于了解所有模式的评估内容，图 10-2 所示给出了代表了这些模式的框架。

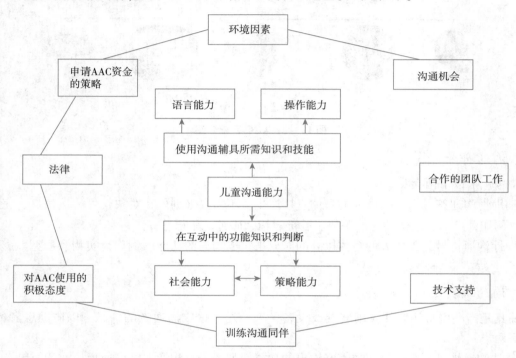

图 10-2　发展沟通能力的支持性环境

图中沟通能力是指在日常沟通中，能够有足够的知识、判断力和技能来沟通的状态。而儿童的沟通能力与如下四个因素有关。①语言能力：掌握家庭和社区的本民族语言的能力，AAC 系统的语言模式，如符号，图片或是文字；②操作能力：操作 AAC 系统来进行沟通能力的提升，包括感知、目光对视、开关的操作等；③社会能力：在环境中的互动能力，如模仿、轮流、动机，使用沟通的多种功能等；④策略能力：沟通的灵活性。如知道使用多种模式的沟通策略，修正的策略等。对这些能力的考证，就可以知道哪些是属于优先干预的。

如对一个社交有障碍而语言理解有限的自闭症儿童干预应该使用含有符号的 AAC 系统来帮助其理解，并且给予提高服从和轮流的策略。在图的外围，给出了一些影响沟通的环境因素。在评估过程中，应该尽量鉴定出可能影响其沟通的环境障碍。如沟通机会，研究表明，很多 AAC 系统都只是在特定的语言治疗中才使用，而大量的沟通机会没有给予。口语能力有限的儿童可能难以建立其与同伴的沟通关系，因此鉴定时也需要考虑这些相关因素。AAC 的使用是否有法律上的障碍，AAC 的使用者和家人是否对 AAC 持积极态度，是否能申请到 AAC 的资金和设备，沟通伙伴的配合度及对 AAC 的了解都是需要我们考量的。

1998 年，Light，Roberts 等人在 Beukelrnan 和 Mirenda 等人的基础上修改而来的 AAC 评估模式，目前，被 AAC 专业人员广泛所采用的，主要涉及五个最基本的组成部分：①鉴定沟通需求；②评估技能

（如语言理解、语言表达，认知技能等）；③为便利沟通和克服环境中的障碍而鉴定同伴交往的策略；④制订干预计划，包括合适的 AAC 系统和提高沟通能力所需的技能；⑤为便利措施制订的干预计划，其中包括了交往策略的说明、操作指令和 AAC 系统持续发展的说明。表 10 - 1 列出了评估组成的目标和程序。

表 10 - 1 AAC 评估的组成部分，一般目标和程序

评估组成部分	评估目标	评估程序
1. 鉴定沟通需求	1.1 决定个体输入的类型 1.2 决定和谁、在什么时候，在哪里、为什么，怎么和个体进行沟通 1.3 调查沟通的形式以及鉴定未被满足的需求 1.4 评论未满足的需求	与个体进行面谈 完成沟通需求调查 在自然交往的过程中指导详细清单的填写
2. 技能评估	2.1 决定是否有感知的限制 2.2 评估口语的理解能力以及调查扩大输出系统对提高理解能力的影响 2.3 调查当前的表达性沟通（如模仿，沟通功能、沟通的形式，内容等） 2.4 调查符号代表的技能（需辅助的和非辅助的） 2.5 调查词语的组织能力 2.6 调查使用 AAC 系统相关的动作技能	2.1.1 使用 AAC 材料完成功能性的视觉和听觉评估 2.2.1 使用标准化的语言理解测验 2.2.2 在日常互动中指导语言理解完成系统观察 2.2.3 完成非正式的、标准化的相关任务的评估 2.2.4 对所需的扩大输入系统完成动态评估 2.3.1 在日常互动中指导语言理解完成系统观察 2.3.2 设置场景让儿童表现出相关技能，并进行评估 2.4.1 完成动态评估 2.5.1 使用分类任务来看相关词语的使用 2.5.2 使用配对任务来看相关词语的使用 2.5.3 指导尝试使用 AAC 系统，并进行评估 2.6.1 完成动作转动来看手的形状、方向、位置和运动的范围 2.6.2 使用标准化的评估对可获得的技术进行准确性和有效性的评估来控制需辅助的系统 2.6.3 完成位置和环境的功能性评估
3. 鉴定在环境中遇到的便利策略和机会障碍	3.1 鉴定便利者相互交往的策略来支持个体的沟通 3.2 调查环境中的机会障碍（限制个体沟通的机会，如政策、实践、态度等）、知识、技能障碍等）	3.1 尽可能地与个体和便利者面谈 3.2 在自然互动的场景中集中对同伴的行为进行系统观察
4. 制订干预计划来提高沟通能力	4.1 选择最合适的、最能满足个体需求的 AAC 系统 4.2 教授语言、操作、社交等策略技能来提高个体的沟通的能力	4.1.1 在个体的需求和技能的基础上，决定系统的要求 4.1.2 选择潜在的 AAC 系统来满足这些系统的要求 4.1.3 评估这些系统的有效性、适合度 4.1.4 让 AAC 系统满足个体的需求和技能 4.2.1 评论当前的沟通技能和未被满足的需求 4.2.2 决定优先干预的技能 4.2.3 教授这些技能

评估组成部分	评估目标	评估程序
5. 为便利者制订干预计划	5.1 为个体的评估程序教授便利者使用、维持和发展 AAC 系统 5.2 教便利者使用合适的交往策略来支持个体的沟通	5.1.1 鉴定对便利者所要求的 AAC 知识 5.1.2 教便利者使用 AAC 系统和维持以及解决问题的方法 5.1.3 教便利者词语发展的原则 5.2.1 评论便利者当前沟通的策略 5.2.2 鉴定需要修改的策略 5.2.3 把这些策略教给便利者

四、AAC 适用人群

并不是所有的语言障碍者都需要 AAC 的协助，需要的语言障碍者主要是其已经无法使用正常人的方法达到传递信息目的。且 AAC 的需要者并不限特定的人群，因此，有可能是来自所有年龄层、来自社会经济地位不同的人群。他们唯一的共同特性，就是需要说话方面或书写方面的协助。常见人群主要常见于以下情况。

（一）发展性沟通障碍者

此类沟通障碍者主要是由于先天因素导致沟通能力受损，如智力障碍、脑瘫、孤独症和发展性失语症、重度/极重度听力损伤者以及盲聋者等。因出生或婴幼儿时即出现沟通障碍，故缺乏说话和写字的经验，所使用的辅助沟通系统除需依年龄的增长或能力的改变随时调整外，还必须通过语音及书写的辅助沟通形式，来发展语言概念。

（二）后天性沟通障碍者

此类沟通障碍者主要是由于后天因素（出生后受伤或疾病）导致沟通产生困难，例如，脑创伤、脑中风、脊柱损伤、喉部或喉头切除、呼吸严重不足影响说话能力者、大脑血管发生严重病变者等。由于沟通困难是由后天因素所引起，故严重沟通障碍者曾经拥有说话或书写的经验，有可能还保留某种程度的沟通能力，所以在此类沟通障碍者设计辅助沟通系统时，应以其所具备的经验为基础，提供多元的沟通机会，以发展其沟通技巧。

（三）退化性沟通障碍者

此类沟通障碍者主要是由于患者有退化性神经异常疾病，随着病情逐渐恶化，沟通呈现越来越困难的现象。这类疾病包括：多发性硬化病、肌萎缩性脊髓侧索硬化病、帕金森病、阿尔茨海默病等。使用辅助沟通系统的目的是要让患者能够自在地与家人、亲属及医疗团队维持良好的沟通互动，随病情变化、肢体活动能力或意识状态改变，应随时调整治疗的方法或提供的辅具，对于患者生活的尊严及意识的表达，会有极大的帮助。

（四）暂时性沟通障碍者

此类沟通障碍者主要是由于某些医疗上的需要，导致暂时无法与人沟通。原因可能包括：严重受伤或烧伤、接受口部插管、气管切开或喉咙部位切除手术等。一般而言，此类沟通障碍者在接受医疗期间，或症状尚未痊愈之前，或喉咙切除者在语言康复之前可能短期需要辅助沟通系统的协助，一旦恢复沟通能力即不需要使用沟通系统。

第二节　低科技辅助沟通系统

对于沟通障碍者可有很多方法可以达到与他人沟通的目的。一般来说可以分为身体的沟通和辅具沟通两大形式。每种形式又可细分出很多不同的方法，如身体沟通形式包括了目光、脸部表情、身体姿势、手语、言语等方法；辅具沟通形式则包括了沟通图片、图板、象形符号系统、目光对话框、计算机沟通系统等方法。在使用时要依照环境状况和个人的现有能力来决定。可使用一种、两种或多种沟通形式。

低科技辅助沟通系统（Low Tech Communication Aids）指易制作、易取得且低价的沟通辅具，如图片、沟通薄、沟通面板、字主板、注音板等。低科技沟通辅具大多为简单的电子产品，如指针式的沟通辅具，但通常不具有打印或语音输出的功能。

表 10 - 2　低科技辅助沟通系统的优缺点

方式	优点	缺点
手势/自然手语	随时随地可以使用 严重认知障碍者也能学 会简单日常需求生活表达	严重肢体障碍者不适用，辨识度低 较复杂的手语，使用者和对方都需要先学习才了解
图卡	容易制作 携带方便 制作费用低	复杂感觉、临时发生事件无法呈现，严重认知障碍可能看不懂，视觉障碍者不适合
照片	和实物一样真实，不需要进行符号转译 携带方便 制作费用比图片高	有些复杂情绪、社交礼仪无法呈现，制作费时 视觉障碍者不适合

一、图片交换沟通系统的概念和构成

图片交换沟通系统（Picture Exchange Communication System，PECS），以循序渐进的训练方式、分门别类的图画及句子条（Sentence Strip），协助自闭症儿童或其他有社交沟通障碍的儿童来体验沟通，从而建立实用、有意义的沟通系统。图片交换沟通系统于 1985 年由美国心理学家 Andy Bondy 博士和言语病理学家 Lori Frost 创立的，教导即刻有效的功能性沟通，此方法最初的适应对象是孤独症和那些不能以言语作为社交沟通的学龄前儿童。以后，PECS 经过修改，进一步应用到不同年龄而有言语沟通障碍的人士。

PECS 通常由训练师（1～2 名）、可视性媒介（图片、文字、沟通板或沟通册）、设计的情景和被训练者四部分组成。最初训练师在专门设置的情境中，教导孤独症儿童选取一物品的图像卡，交给训练师进行沟通。儿童经过最初由训练师协助完成沟通到最后主动地表达意见，并逐步掌握沟通的技巧。

二、使用图像交换沟通系统的方法

（一）准备阶段

（1）在 PECS 对儿童进行训练之前，应使儿童具有用图卡与实物配对的能力，还应有一定的识别图卡的能力。

（2）基本的学习技能是保证训练能顺利进行的基础。这些技能是指：①能注意说话的人；②能静坐

片刻；③能跟人模仿。如果这些基本能力不具备，那么在运用 PECS 对儿童作沟通训练之前要首先去训练儿童获得这些基本的能力。

（3）选择合适的交换物品。训练师通过观察，选择出儿童最喜爱的食品、玩具和其他物品若干。把这些物品绘成图卡（若有现成的也可以）或做成相片，以便在最初的实物交换训练中使用。

（4）设计好放置图卡的系统（图 10－3），包括：①放图卡的活页夹、沟通板；②图卡类别及顺序编排；③设定放置图卡的形式及位置。

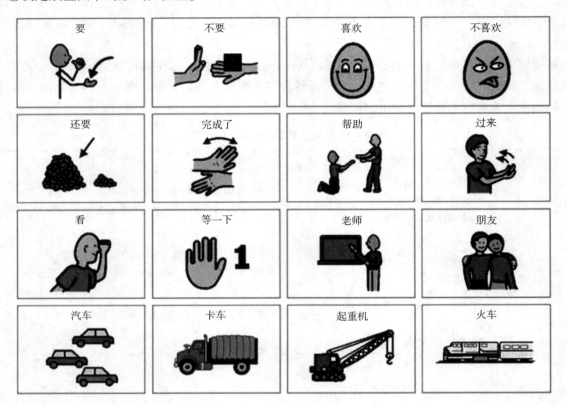

图 10－3　PECS 常用的图卡

（二）图像交换沟通系统学习的六个阶段

第一阶段：实物交换

这个阶段的目标在于当儿童看见自己很喜欢的物品时，会自发地（不需任何提示）拿起这个物品的图片，伸手向沟通伙伴（至少五个人以上），并将图片放在沟通伙伴的手上。环境上需要两个训练师，一个主要训练师，坐在儿童的前面；另一个为协助训练师，坐在儿童的后面。主要训练师在儿童伸手不及的位置，拿着儿童喜欢的物品，并将该物品的图卡放在介于主要训练师和儿童中间的桌上。

这个阶段不使用语言上的提示，一次只呈现一张图片，同时避免一次加入过多的训练，让儿童至少有 30 次以上的练习机会，使用图卡来进行要求。可以使用不同的增强物，但一次只用一种，当发现儿童有某些沟通的意图时，就可以开始使用 PECS。具体操作如下所示：

1. 协助儿童与训练师沟通　此阶段需要两名训练师来操作。一个担任指导者，另一个则担任儿童模仿者。一开始就构成一种你来我往的模式。具体做法如下：①训练师甲坐在儿童的背后，训练师乙坐在儿童的对面；②桌面上放上儿童最喜爱的食品（如饼干）及该物品的图卡；③训练师乙伸手拿着饼干的手说："我有饼干"，训练师甲则把儿童的手掌，协助他拿起桌子上的饼干图卡，放在训练师乙的手中；④训练师乙拿饼干给儿童吃。

2. 逐渐减少协助　训练的最终目的是要儿童发展出自主的表达意向，因此对儿童的协助要根据情况逐渐减少。减少协助的程序为：①把着儿童的手掌→②轻托儿童的手肘→③拍他的手臂提示→④手指图卡提示→⑤听到训练师乙说："我有××"，就自动去拿图卡交换。

3. 注意事项

（1）在整个训练过程中，训练师甲和训练师乙都不要指令儿童："拿图卡给我或提问：'你想要什么'。"只训练他一听见说"我有××"就作出反应，拿图卡去换他喜欢的东西，以此构成最初的应答关系。其他的提示会干扰他学习如何应答。

（2）每次儿童成功地拿图片给训练师，训练师要立刻把桌子上他最喜爱的东西给他，并给予口头的奖励（好棒，好孩子）。其他的动作则不奖励。

（3）儿童喜爱的东西不能选择太多，1～2种即可，但可不断变换。

（4）每天至少有两个时间段的训练，每个时段的时间不宜过长。

（5）如儿童能在5次训练中，有4次都能主动地拿图卡交换训练师手中的物品，这一阶段的目标就基本达到，可转入下一阶段的训练。

第二阶段：增进自发性沟通

这个阶段的目标将会看到儿童懂得自行走向他的沟通簿，将图片取下，然后走向训练师，得到训练师的注意之后，并且将图片放在训练师的手中；唤起注意，并且能够自行找到图卡。环境上很像第一阶段，将一张儿童很喜爱物品的图片贴在沟通簿上，而儿童和训练师都坐在桌子前/地板上，然后以好几种物品以及其相对图片来进行训练。

这一阶段与上一阶段相同的地方是：仍进行实物交换练习；所不同的是：图卡的放置有变化，不在儿童伸手就能拿到的桌面上，而放在和儿童有一定距离的沟通板或活页夹上，需要儿童运动身体去取图卡。这样就和真实的交往沟通更接近。生活中也都不是什么都替孤独症儿童准备好的，不是一伸手就能得到的，而是要运用各种能力去达到目的（比如，借助凳子去取高处的东西）。另外，训练师和儿童的位置也要有变化。

操作时先把图片递给儿童，先让儿童熟悉或把玩物品约10s后，再把物品放在儿童拿不到的地方，在沟通板上贴上图卡，让儿童能够从沟通板上拿下图片，并交至沟通伙伴的手上；如果需要的话，协助训练师可以协助儿童拿起图片。当儿童逐渐可以自发性地拿起图卡交换，主要训练师可以逐渐增加跟儿童之间的距离，让儿童可以持续地走向他的沟通伙伴，并且每一次成功后可以得到增强与鼓励。再来增加儿童与沟通簿之间的距离，主要训练师、沟通簿及训练师不要在一旁指导，逐渐地增加距离并退出提示，一旦儿童可以能成功地走向沟通簿，拿起图卡再走向训练师，就完成这个阶段的任务了。具体操作步骤如下：

（1）把图卡贴在沟通板或活页夹上。

（2）仍由训练师甲和训练师乙来协助完成沟通（方法如第一阶段）。

（3）逐渐增加训练师和儿童的距离，但沟通板仍在儿童附近。

（4）最后沟通板逐渐远离儿童。

注意事项：

（1）这一阶段，训练师仍不作言语提示。

（2）训练师和儿童的距离，沟通板和儿童距离的增加应看儿童完成的情况来逐步实施。达到了80%的成功率，就表示基本达到目标。

第三阶段：辨认图卡

这个阶段儿童要能自己走向沟通簿，找出自己喜欢物品的图片，然后走向沟通伙伴，拿出图卡进行交换。环境上仍然跟之前类似，儿童跟主要训练师坐在桌子旁，准备许多儿童喜欢、想要的图片，以及其他不喜欢或无关的图片提供辨别。

前两阶段的训练都是以一张图卡去换物品，没有其他的干扰因素，儿童学习起来比较容易。这一阶段虽然仍是用图卡去换物品，但逐渐增加了辨别的难度，增加了干扰因素，即要求儿童从多张图卡中选出正确的那张，一开始先从喜欢跟不喜欢的物品之间做区别，一次提供两样物品的图片，分别是喜欢跟不喜欢的，再练习两样喜欢物品之间的区辨。过程中主要训练师得去仔细观察儿童的区辨反应，是否真的是拿他所想要的。同时，可以逐渐增加区辨图卡的数量，并将卡片慢慢地缩小。同时，物品已不在桌面上，而是放进一个遮蔽了物品的地方。具体的操作如下：

建立一情境，让儿童做出要求。例如：让儿童坐在电冰箱附近，电冰箱里有儿童喜爱吃的冰激凌。

（1）在沟通板上贴上一张空白图卡和一张冰激凌图卡，儿童须拿取正确的图卡给训练师，才可以吃冰激凌。

（2）在沟通板上贴上一张与冰激凌无关的图卡（如帽子图卡）和一张冰激凌的图卡，儿童须从两张图卡中做选择。

（3）在沟通板上贴上多张图卡，儿童须从多张图卡中选取冰激凌的图卡。

（4）如儿童已能辨认 8～10 张图卡，便可以把两张或三张儿童都认识的图卡放在一起，让他辨别，并且图卡的尺寸也要逐渐缩小。

注意事项：

（1）注意变更沟通板上的图卡的位置，不要形成儿童选取的图卡总是在离他最近的地方的定式。

（2）不做"给我图卡"的提示，让儿童根据设置的情境，自行做出要求。

（3）需要反复练，放物品的地方也可作变化。

第四阶段：能表达"我要……"的句型结构

前三个阶段的训练都是以一物的图卡来交换该物，构成的交流模式是：①老师说"我有饼干"。②儿童应答——拿图卡去换饼干。儿童这一动作表达的意思实际上是"我要饼干"。儿童在专门设计的交流情境中，用一个单词（图卡）表达了一个比该单词意义更丰富的意思。这是儿童用不完整句表达阶段，是发展到用完整句表达必须经过的重要阶段。第四阶段正是在前三个阶段充分练习的基础上，进入真正意义上的句子结构训练。这一阶段的可视性媒介，除了图卡，还有字卡"我要"。

此阶段儿童能自己走向沟通簿，拿起"我想要"的图片放在句带的左边，再选出他想要物品的图片放在句带的右边，然后把句带由沟通簿上取下，走向沟通伙伴，把句带交给他，来要求看得见或没看见的东西。为了实施结构化的训练，需准备有许多图卡的沟通板、有魔鬼粘的句带、"我要"的字卡和增强物。因为在此阶段儿童的语汇已增加，可以先将图卡分门别类放好。

句带的练习，协助儿童将想要的图片放在"我要"的右边，并且使用句带来进行交换，主要训练师把句带呈现给儿童，念出句带上的句子，再给予增强物。

练习使用"我要"，让儿童在拿取增强物卡片之前，先引导儿童去拿"我要"的图卡，当儿童先拿"我要"的图卡，可以先给予鼓励跟赞美，等到句带交换之后再给予增强物。

跟儿童共同注意句带，当儿童拿句带来交换时，协助儿童用更多的时间跟训练师一起互动，一边指一边念句带的内容，直到儿童能够独立的指着句带上的内容，并说出来。具体训练步骤如下：

（1）沟通板的左面固定地贴上"我要"字卡。沟通板右边离"我要"字卡稍远的地方贴上一物品的图卡（苹果或其他的东西）。

（2）训练师甲协助儿童把要求的图卡（苹果）贴在"我要"的后面。

（3）儿童把组成的句子"我要苹果"两个图卡一起取下，拿给训练师乙，才可以得到苹果。

（4）变动字卡"我要"在沟通板上的位置，儿童须找到它并贴在沟通板的左面，随后贴上苹果的图卡。

注意事项：

（1）对"我要"的理解及文字的记忆应在进入第四阶段之前通过手势来练习。

（2）老师仍不做"给我图卡"的提示。

（3）当儿童成功地把"我要""苹果"两张图卡贴在一起时，训练师甲应指着两张图卡高声念出："我要苹果"，（还可伴有手势）教儿童以完整的句子表达要求。

（4）"我要××"的句型练习要通过用不同的物品反复练，这是一个非常有用的句子。

（5）当儿童已准确地把握了"我"的概念后，就要逐步引入对代词"你"的理解。训练师在儿童把"我要××"的两张卡片给训练师时，训练师一面把物品给儿童，一面对着他说："给你"。

第五阶段：能回答"你想要什么"的句型

这个阶段目标在于儿童可以自发性地要求更多物品并回答"你想要什么"的问题。同样的可能需要准备"我要"的字卡、有魔鬼粘的句带、儿童喜欢的物品以及图卡（图10-4）。

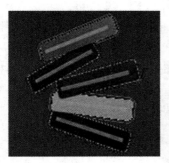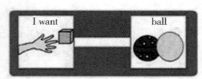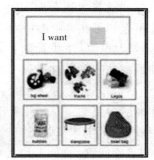

图10-4　准确"我要"时所需卡片

这时候训练师开始会使用"你想要什么"的问句来询问儿童，并同时指向"我要"的图卡，提示他使用句带来回答。然后逐渐退去提示，让儿童可以学习到自发性的反应及回答。

这一阶段由用完整句表达要求转入对提问做出回答，进入真正意义上的，一问一答式的沟通。具体操作步骤如下：

（1）训练师指着"我要"字卡，同时问："你要什么?"在训练师甲的帮助下，儿童拿起"我要"字卡及要求物品的图卡做回应。

（2）训练师乙先看着儿童问："你要什么?"训练师甲帮助儿童指着"我要"字卡，然后去取图卡放在"我要"后面，再一并把字卡和图卡给老师乙。

（3）训练师的提问及儿童的回答两者相隔的时间要一秒一秒地延长，要等待儿童去逐渐把"你要什么"和"我要什么"这种联系构筑起来。直到儿童不须再去看"我要"字卡，一听到训练师问："你要什么?"就能对训练师的提问作出反应。

注意事项：

（1）这一阶段的练习，开始阶段可由两名训练师来共同指导，以后的阶段由一名训练师来操作即可。

（2）要特别注意沟通技巧的训练。比如为了训练儿童的主动性，当儿童拿着图卡交给训练师时，训练师要故意不理他，低下头或看别处，另一训练师则教导儿童轻拍那名训练师的肩膀，以吸引他的注意，这时那名训练师要即时回应。这种练习可使儿童学会：表达要根据对方的反应来做适当的调整的沟通技巧。

第六阶段：回应性及主动性表达意见

此阶段是PECS最困难的阶段，也是很重要的阶段。在这个PECS的最后阶段，儿童可回应诸如"你看到了什么""你听到了什么""那是什么"等问题。他们开始使用"我看到＿＿＿＿＿""我听到

_____" "我觉得_____" "这是_____" 等来组成句子。(示例:"我看到火车" "我觉得开心")。

回答 "你看见什么" "你有什么" 等问题不同于回答 "你要什么"。后者只是表达个人要求,而前者则是向别人叙述客观的事实,这类句型的背后含有把谈话继续下去的广阔空间。回答了 "你看见了什么" 之后,还可以就 "它是干什么用的" "它是什么形状" 等问题进行描述性的回答。正是这几类句型奠定了表达自我需要、进行社会性交谈的基础。一旦儿童较自如地回答这些问题,当另一些成人或儿童试着跟该儿童说话时,他就知道如何去回答。接下来就能较容易地去学习其他问句的回答。

具体操作步骤如下所示:

(1) 教回答 "你看见了什么"

1) 训练师在 "我要" 字卡下方加上 "我看见" 字卡,沟通板的另一地方贴上物品的图卡。要注意的是:选择的物品 (图卡) 应是儿童熟悉的,但是他不太喜欢的那类,以免他看见喜欢的物品图卡就引发他说 "我要××"。

2) 训练师指着 "我看见" 字卡,同时看着儿童问:"你看见了什么?"

3) 儿童起初可在老师的协助下拿起 "我看见" 的字卡及所看见的事物的图卡来回答训练师的提问。协助的老师要大声说:"我看见了××。"

4) 训练师先问了 "你看见了什么" 之后,才指着 "我看见" 图卡,并且前后相隔的时间要一点一点地延长。

5) 逐渐减少协助,直到儿童不须再看 "我看见" 字卡,而是一听到问题:"你看见什么?" 就能自动去拿 "我看见" 字卡来做回应。

(2) 训练师回答:"你有什么?" 方法如上,在此不再重复。

最终,儿童可以使用 PECS 做出完整的句子和简短段落:我的名字是_____。/ 我今年_____岁。/ 我的生日是_____。/ 我去_____学校上学。/ 我上_____年级。/ 我的老师是_____。/ 我在学校学习_____。/ 课间休息时间我在_____和同学玩 (图 10 – 5)。

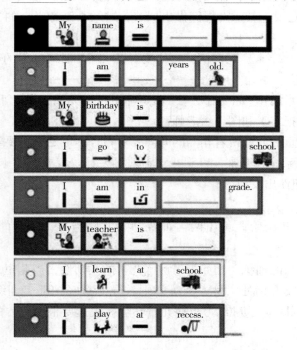

图 10 – 5 PECS 做出完整的句子和简短段落

三、图像交换沟通系统的优点及局限

PECS 对于那些长时间没有发展出口语能力的孤独症儿童的沟通训练无疑是一种很好的"代偿"手段。这是因为：

（1）PECS 用图片和实物来教儿童学习句子，导入是比较容易的。

（2）PECS 的操作简单易行，它不需要多么复杂的教具和高难度的技巧训练，它的训练模式主要是在老师的协助下，儿童反复练习。

（3）在训练师专门设置在社会情境中，儿童能学到有用的语言及正确的沟通方式。对于言语沟通有巨大障碍的孤独症儿童来说，学习功能性语言（即能表达他们最基本的需要及在他们生活环境中作一般的交流的那些语言）是他们最重要的目标。

（4）在 PECS 训练中，训练师最初可以协助儿童对问题作出反应，但是训练师绝不作言语的提示，而是让儿童在模仿的练习中，逐渐地理解"问"与"答"两者间互动的关系，并由协助下的被动应答转为完全主动的表达。PECS 主要是用图卡及实物，还有沟通板来教导儿童学习沟通，仍有它的局限性。在儿童使用卡片和实物掌握了一些句子之后，接下来就可利用书本来进一步练习。这时认字及写字都要及时跟上，以便最终教会儿童用文字的方式来沟通。

四、图像交换系统训练目的和特色

儿童学习将图画交给沟通对象，用以换取所需的物件，希望成功的沟通经验能继续诱发儿童自发提出要求，促进沟通动机，其具备以下特色：

（1）儿童不需要具备社交技巧，如目光接触，亦不需要有口语或模仿动作的能力。

（2）最基本的目标是达到由儿童能自发地提出要求。

（3）训练步骤十分着重诱发沟通动机，提高沟通的主动性。

第三节　高科技沟通交流系统

高科技 AAC 是具有语音输出功能的设备（SGD）。一些高科技沟通系统与手机、平板电脑类似，而另一些则使用专门为支持沟通而设计的设备。通常它们有语音发声功能，内置符号及沟通板。点击图片符号的时候，设备会发出声音，给儿童不断地提供言语示范，让他知道这个词应该是怎么发声的。同时内置照相机，儿童也可以拍照来和我们沟通。有键盘可以打字，可以把文字转换成语音，帮助发展孩子的阅读能力。

20 世纪 80 年代，辅助沟通系统急速发展，辅助性系统的数量逐渐增加，沟通辅具及策略的选择更为多样化，包括图画符号、布列斯符号及简易的特殊开关、目视扫描设备等，随着计算机科技的进步，人工合成语音的应用，辅助沟通系统变得更加友善及人性化，也提高了人们对辅助沟通系统的接受度。近年来，随着电子科技的发展，有关辅助沟通系统服务的软件和硬件快速发展。计算机内存容量更大、处理速度更快、电池寿命更长，与此同时计算机和电子产品的重量、大小和价格有所下降。数码相机、数字视频编辑软件、扫描仪和彩色印刷在大部分普通民众中广泛使用。整合这些技术可以支持沟通交流。科技的发展改变了辅助沟通系统领域，为人们提供了前所未有的、功能强大的沟通辅助工具。今后，将有更多高科技辅助沟通系统发明，能更好地满足严重沟通障碍者的需求。今后的新产品基本可以分为两大类：一是运用语音合成器来表达声音，二是运用数字化语音 IC 来存放声音信息，并以一个沟通板的外形展现，将图形和声音交互应用。

高科技沟通辅具（High Tech Communication Aids）指且制作高价位的电子沟通辅助器具，按特性又可分为专门性及非专门性。

1. 专门性（Dedicated）　专门性的高科技沟通辅具可单独存在，无须依附其他器具，主要功能用来沟通。又可分为固定版面式（Fixed Display），如红雀、青鸟以及动态版面式（Dynamic Display），如Dynavox。

（1）固定版面式的语音沟通器：又分为低阶固定版面语音沟通器、高阶固定版面语音沟通器和扫描功能固定版面语音沟通器。

其中低阶固定版面语音沟通器具有重复录音、记忆和放音的功能，但可录制的信息不超过150个，入青鸟、红雀、GO - Talk 等，版面规格分为3～5层，每层1～30个信息，该款沟通器体积较小，质量较轻，方便携带。该款语音沟通器搭配特殊开关提供给身障者使用，适用于沟通信息需求较少的儿童。

高阶固定版面语音沟通器可录制信息超过150个，包括沟通笔和多层语音沟通器。此外，沟通笔可以配合拼音板、图片贴纸使用。该款使用者应具有较好的认知能力，由于信息超过150句，所以使用者要有较好的精细动作操作能力。

扫描功能固定版面语音沟通器，除了录音、记忆和放音功能外，还提供扫描功能，常用的类型有视觉扫描。该款辅具的适用对象包括脑瘫、雷特综合征、脑创伤、渐冻人、帕金森病等沟通信息需求较少，且肢体控制不佳者，可配合特殊开关，以扫描方式来点选沟通信息。

（2）动态版面式的语音沟通器：通常是将辅助沟通软件安装于携带性高、具有触控装置的高科技设备上。辅助沟通软件提供大量的版面给复杂沟通需求者。在每一版面中的信息单元格可以放置文字、沟通符号，当用户选择单一个或一系列的单元格后，语音沟通板就可依据预录好的沟通信息输出语音。设计好的沟通面板可以依序呈现或依使用者的沟通需求借由超链接的功能跳到另一个版面。而动态版面式最大的特色就是当使用者点选版面中的信息格时，整个版面就会改变，因此，对认知功能较差的用户，可能需要将此因素列入考虑。

2. 非专门性（Non-dedicated）　非专门性的高科技沟通辅具无法单独存在，必须依附在计算机的操作系统中才能运作，例如 PMLS2008/2009、Speaking Dynamically Pro、Talking Screen 等。

比如，基于 Windows，Android 等操作系统开发的语音沟通软件，包含各类图片4500张以上，以多媒体的方式呈现信息，可对文字、图片做基本修改，可存储、复制和拷贝，如图文大师。该款辅具适合智障、自闭症、听障、脑瘫等伴随严重沟通障碍的儿童，可由个体直接选择，也可以结合眼控技术进行间接选择由肢体控制不佳的儿童使用。

还有触控型语音沟通器是触控屏幕和语音沟通软件的整合，目前，中国台湾地区推出了基于 iPAD 的 AAC 沟通器。该款辅具适用于具有一定认知能力或语言能力，如自闭症儿童、智障儿童、唐氏儿童等；也可适用于肢体控制不佳的儿童，如脑瘫。可针对有特殊沟通需求者设计版面，结合触控科技，满足重度沟通障碍者的沟通需求。

参考文献

［1］ 李胜利．语言治疗学 ［M］．北京：人民卫生出版社，2013.

［2］ 王左生．言语治疗技术 ［M］．北京：人民卫生出版社，2010.

［3］ 万萍．言语治疗学 ［M］．北京：人民卫生出版社，2012.

［4］ 田莉．言语治疗技术 ［M］．北京：人民卫生出版社，2010.

［5］ 高素荣．失语症 ［M］．第 2 版．北京：北京大学医学出版社，2006.

［6］ 林焘，王理嘉．语音学教程 ［M］．北京：北京大学出版社，2013.

［7］ 韩德民．临床听力学 ［M］．北京：人民卫生出版社，2006.

［8］ 姜泗长，顾瑞．临床听力学 ［M］．北京：北京医科大学、中国协和医科大学联合出版社，1999.

［9］ 刘巧云，听觉康复的原理及方法 ［M］．上海：华东师范大学出版社，2011.

［10］ 张连．耳鼻咽喉科学 ［M］．北京：中国协和医科大学出版社，2001.

［11］ 姜泗长．言语语言疾病学 ［M］．北京：科学出版社，2005.

［12］ 罗建仲．临床诊断新思维与新技术 ［M］．成都：四川科学技术出版社，1998.

学习重点: --

学习难点: --

必考点: --

记录: --

学习重点

学习难点

必考点

记录